新生儿护理日记

儿科医生鱼小南 编著

U0259694

青岛出版社
QINGDAO PUBLISHING HOUSE

图书在版编目（CIP）数据

新生儿护理日记/儿科医生鱼小南编著.—青岛：青岛出版社，2017.7
ISBN 978-7-5552-5450-8

Ⅰ.①新… Ⅱ.①儿… Ⅲ.①新生儿－护理 Ⅳ.①R174

中国版本图书馆CIP数据核字（2017）第099564号

儿科医生鱼小南编委成员

文字作者：余　楠　张文华　韩楠楠
漫画作者：黄　昕　高　薇

书　　名	新生儿护理日记
作　　者	儿科医生鱼小南
出版发行	青岛出版社
社　　址	青岛市海尔路182号（266061）
本社网址	http://www.qdpub.com
邮购电话	13335059110　0532-68068026
责任编辑	袁　贞
封面设计	丁文娟
照　　排	青岛乐喜力科技发展有限公司
印　　刷	青岛乐喜力科技发展有限公司
出版日期	2017年7月第1版　2017年8月第1版第2次印刷
开　　本	32开（890mm×1240mm）
印　　张	5
字　　数	60千
图　　数	400幅
印　　数	10001-20000
书　　号	ISBN 978-7-5552-5450-8
定　　价	29.80元

编校印装质量、盗版监督服务电话　4006532017　0532-68068638
建议陈列类别　育儿科普类

目 录

宝宝出生第 1 天

我们终于见面啦！

盼啊盼，爸爸妈妈终于盼来了宝宝，面对这软软小小的一团，爸爸妈妈们高兴之余是不是也有几分担心，该怎么照顾这个小小的宝贝呢？下面小南就来详细说说吧，这样，爸爸妈妈们就能对这个小肉团多一些了解哦。

体温

小宝宝的体温有个变化的阶段。毕竟，外界的温度比子宫里的要低一些，加上新生儿皮下脂肪少，中枢神经系统发育还不完善，还不会调节自己的体温呢。宝的体温，一开始比妈妈要高 0.5℃，然后很快明显下降，再逐渐回升。

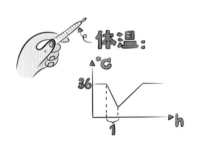

体重

新生儿正常体重是 2500 ~ 4000g。宝宝出生后的前几天，每天经呼吸、皮肤要丢失水分，尿尿、便便也丢失水分，而且摄入的奶量也比较少，入不敷出就会出现体重下降，医学上称"生理性体重下降"。只要减少的体重不超过出生时体重的 10%，爸爸妈妈大可放心，7 ~ 10 天就会恢复过来呢。

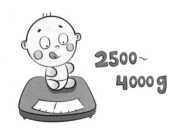

🌀 呼吸频率

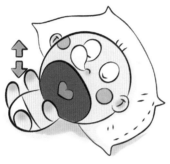

刚出生的宝宝那么小，肋间肌的力量也比较薄弱。所以，他们的呼吸主要靠膈肌的运动，以腹式呼吸为主。嗯，你会看到宝的小肚子一鼓一鼓的。宝的呼吸频率要比我们成人快得多，一般为 40 ~ 60 次 / 分。

妈妈靠着宝宝，突然尖叫起来，"医生！宝宝没呼吸了！"原来是宝宝睡着睡着，呼吸频率突然加快，然后停止了 5 ~ 10 秒，医生赶过来后，宝宝早就恢复正常了。这这这……妈妈都被吓懵了！只要宝宝呼吸暂停的时间短，也没有什么心跳减缓、皮肤青紫或苍白，就没事。毕竟，宝的呼吸中枢还没成熟呢，呼吸节律不稳定是常有的事，慢慢就会正常的。

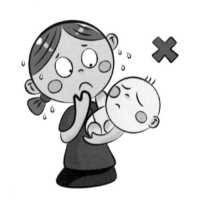

🌀 消化系统

刚出生的宝，胃是横着的，而且，食管下部括约肌松弛，幽门括约肌发达。这是什么意思呢？一句话，宝容易溢奶啊！宝小，胃容量也小，第一天的宝宝，胃容量还不到 10ml，1 周大的宝，胃容量也不过 60ml。

一般出生 24 小时内，宝就排出

贲门

幽门

墨绿色的胎便给爸爸妈妈看了。早产儿会延迟些，一旦延迟超过 24 小时，要看看是不是消化道畸形。这胎便一出来啊，没有三四天还排不完，只有送走了这位爷，接下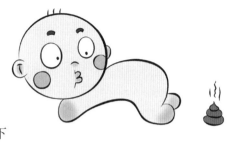来的便便，才会逐渐变成黄色。母乳喂养和人工喂养的宝，便便还不太一样，母乳喂养的宝，便便一般是金黄色或黄色，偶尔淡绿色，多呈糊状，气味略酸；人工喂养的宝，便便一般是淡黄色或灰黄色，偶尔淡绿色，便便相对干燥，次数也没有母乳喂养的宝多。

✿ 尿量、尿色

　　说完便便，再来说说尿尿，所谓屎尿不分家嘛。一般出生 24 小时内，宝就开始排尿了，有性急的宝在妈妈分娩时就尿了。出生头三天里，宝的尿并不多，也有可能会和胎便一起混排在尿布上而不被发现。要是出生 48 小时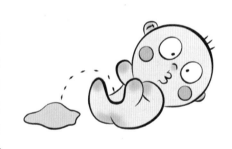都没有尿尿，得考虑下是不是泌尿系统畸形。新生儿膀胱小，肾脏浓缩功能不成熟，奶量上去后，每天排尿可以多达 20 次，嗯，爸爸妈妈就有的忙了。

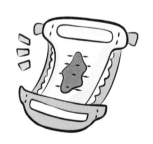

　　妈妈说，忙不怕，就怕宝有点啥状况。等一下，怎么尿布上红红的，尿出来像血？哦，这红色啊，是尿酸盐的结晶呢，没关系的，奶量上去了，尿量增加了，红色尿液会自己消失的，慢慢地，尿液就会恢复为微黄色。

心率

新生儿的心率比我们成人快得多，而且波动很大，在 90 ～ 160 次 / 分范围内都属正常。当然啦，我们这里提到的数据都是足月儿的标准，早产儿呢，心率会更快一些。

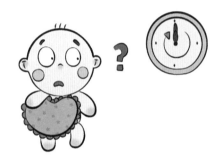

睡眠

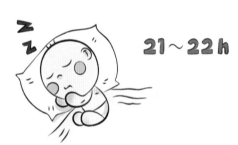

新生儿的脑沟和脑回还没发育成熟，大脑皮层兴奋性低，很容易疲劳，所以，在这一个月里他就是睡睡睡的节奏，每天睡 21 ～ 22 小时，再正常不过啦。

宝宝出生第一天，除了吃吃睡睡，还要打两针哦。一针是维生素 K_1，用来预防新生儿颅内出血；另一针是乙肝疫苗第 1 剂，这一剂要在出生后 24 小时内完成接种，1 个月时接种第 2 剂，6 个月时接种第 3 剂。接下来宝宝要接种的疫苗还有很多，爸爸妈妈要记好时间哦！

我的宝宝第1天

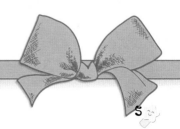

宝宝出生第 2 天

宝宝都有哪些小本领?

今天是宝宝出生的第 2 天, 经过一天的磨合, 爸爸妈妈懂宝了吗? 刚出生的宝宝会有多种暂时性的原始反射, 这些反射会在几个月后自然消失。但是, 如果新生儿期(生后 28 天内的婴儿)这些反射减弱或消失常提示有神经系统疾病, 所以爸爸妈妈要注意观察哦。下面小南就详细介绍一下这些原始反射和宝的感知觉发育情况。

觅食反射

妈妈轻轻抚摸宝宝口角周围的皮肤, 宝宝就会把头转向手指的方向, 还会张开小嘴将手指含入。嗯, 吃饭的本领是天生哒, 它能帮宝宝找到乳头并进行吸吮哦。不过这种反射, 在宝 4 个月左右就会消失, 也是, 扶宝宝上马了, 就完成任务啦。

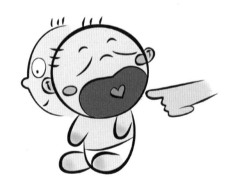

吸吮反射

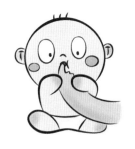

将乳头或奶嘴放入宝的嘴里，宝就会用力地吸吸吸，正是有这个反射，宝才能无师自通吃妈妈的奶哦。

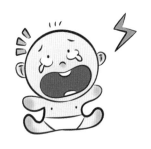

拥抱反射

宝听到巨大声响或被惊吓后，会将双手张开，做出拥抱的姿势。这个反射会在宝 3 ~ 4 个月消失。

握持反射

将物品或手指放入宝的手心，宝就会立即将其攥紧。这个反射也是在宝 4 个月左右消失。

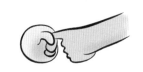

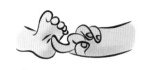

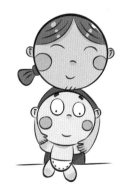

踏步反射

妈妈试着扶住宝的腋下，把他双脚掌放在床面上，嘿，宝会很自然地双脚交替，一副要走路的样子，神奇吧？不过这个反射，不是真正的步行，跟日后的学走路也没什么关系，宝出生后 3 ~ 4 周就会消失。

❅ 感知觉发育

视觉：刚出生的宝，只能分辨明暗，能看清楚的视力范围只有15～20cm，也就能看清楚喂奶时妈妈的脸。

听觉：宝出生时听觉还没完全发育好，对低频声音的敏感性较差。

触觉：可敏感了，摸摸他的皮肤，宝会安静，也会苏醒过来。

味觉：宝出生时味觉已经发育得很好了，能够对不同的味道产生不同的反应。宝这时候最喜欢的是奶味和甜味，不喜欢苦、酸、咸味。

嗅觉：宝出生时嗅觉已经发育得相当完善啦，而且还有嗅觉记忆，他很快就能记住妈妈身上的味道，通过气味就能找到自己的妈妈呢，分辨能力杠杠滴。

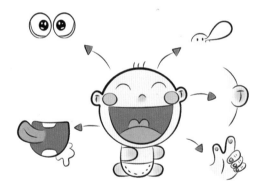

宝宝生后的第2天，大部分妈妈的母乳量还很少，这时候妈妈一定不要着急，我们前面说过，宝宝这时的胃容量非常小，不需要太多的奶。而且，产后5天以内的母乳都是初乳哦，营养很丰富，还含有免疫活性细胞，能够帮助宝宝预防感染。放心吧，宝宝饿不着，妈妈这两天先清淡饮食，什么猪蹄、鲫鱼，10天之后再吃吧。

我的宝宝第 2 天

2

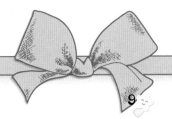

宝宝出生第3天

宝宝可能遇到的小麻烦——黄疸

第3天，一觉醒来，妈妈可能会发现宝宝变成了小黄人。妈妈先不要慌，大部分小宝宝都会出现黄疸呢。下面，小南就详细说说黄疸这个事，了解了，爸爸妈妈就不会害怕啦。

新生儿黄疸有两种情况，一种是生理性黄疸，另一种是病理性黄疸。60%～70%的足月儿都会出现生理性黄疸，这种黄疸是因为宝宝的肝脏还没有完全发育好，处理胆红素的能力还比较差。

皮肤和眼球都会微微泛黄

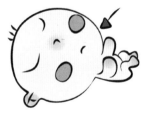

一般出生后 **3～4** 天出现

小黄人

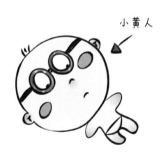

1～2 周后会自然消失

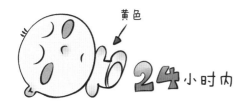

病理性的黄疸可能在宝宝生后 24 小时内就出现，而且血清胆红素值会超过 221 μmol/L，持续时间会超过两周，黄疸消退后还可能再次出现。

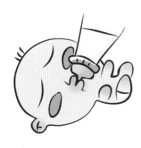

对于这种情况，医生会让宝宝喝更多液体来促进胆红素的排出。

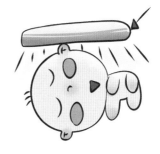

还会让宝宝照蓝光，以分解体表组织间隙中的胆红素。

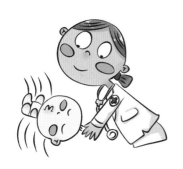

不论哪种黄疸，你一定要请教医生，让她来决定如何处理。

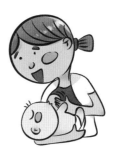

可能会有人建议黄疸宝宝吃配方奶粉，不要喂母乳。

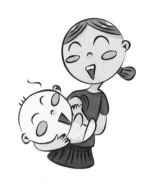

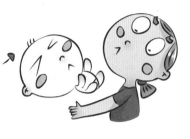

宝宝得的是
母乳性黄疸

但有研究表明，与水和配方奶相比，母乳能更有效帮助宝宝排出多余胆红素。

有一种情况，您需要暂时停止母乳喂养。停喂母乳3天，胆红素可下降50%，再开始母乳喂养，黄疸又加重，这种黄疸叫作母乳性黄疸。

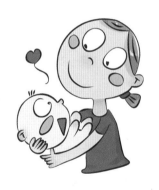

近几年，这种黄疸越来越多，一旦确定是母乳性黄疸，就可以放心了，一般情况下不需要治疗，继续多喂母乳，慢慢就好啦。

呃，刚刚第3天而已，大部分爸爸妈妈还没有练熟喂奶、换尿布这些基本技能呢，突然来个小情况，可以想象爸爸妈妈的手脚是多么慌乱。但是，爸爸妈妈们，这只是刚刚开始而已，养娃路漫漫，我们得不断学习，和宝宝一起成长，才能成为合格的爸爸妈妈呢！加油！

3

我的宝宝第 3 天

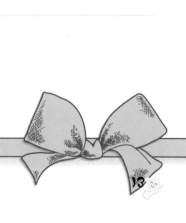

宝宝出生第 4 天

母乳喂养的正确打开方式

第4天啦，大部分妈妈的奶水都下来了，宝可以美美地喝奶了。但是，喂奶并没有你想象的那么简单，也是一项技术活，方法不对就会引来疼得撕心裂肺的乳头皲裂和乳腺炎。今天，小南就说说喂母乳的正确方法。

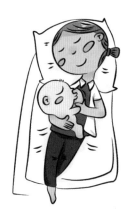

喂奶是场持久战，一开始每隔两小时就要喂一次呢，所以一定要选一个舒服的姿势，不然过不了几天，妈妈就要腰痛、脖子痛了。妈妈和宝宝都要找到最舒适的姿势，充分放松，只有放松了，乳汁才能顺畅地流出。

舒适良好的哺乳环境也十分重要，喂奶时间是母子交流的亲密时光，也是妈妈疲惫月子生活中最幸福的时刻，这个时候需要一个安静的、舒服的环境。

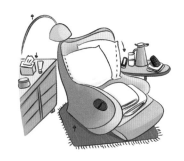

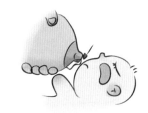

喂奶前先热敷乳房和乳头，同时按摩乳房以刺激射乳反射。

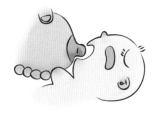

先贴近宝宝下巴

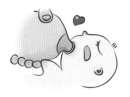

让宝宝张大嘴，把乳头塞到嘴里

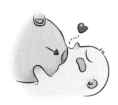

要让宝宝含住整个乳晕

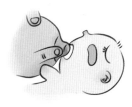

如果只含乳头，1~2次后妈妈就会觉得乳头酸痛

母乳喂养不需要严格按照时间来喂，多久喂一次要看宝宝的需要。一般开始时 1~2 小时喂 1 次，之后 2~3 小时喂 1 次，逐渐延长到 3~4 小时喂 1 次。

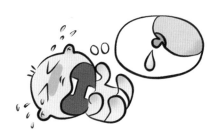

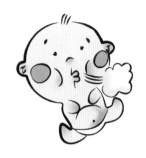

喂完后将宝宝竖抱，让宝宝的头靠在妈妈肩上，轻拍宝宝背部以帮助胃内空气排出。

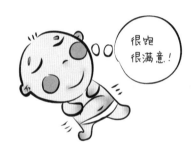

很饱很满意！

嗯，这一顿吃饱了还有下一顿呢，喂奶是场持久战。为了奶水充足，妈妈们也是想尽办法，猪蹄汤、鲫鱼汤、木瓜汤……这里小南要提醒各位妈妈，这些汤汤水水要在宝宝出生 10 天后喝，否则容易引起乳腺炎哦。另外，每次喂奶后喝汤，催奶效果更好哦！

鱼小南
特别提示

妈妈的饮食、情绪和宝宝的吸吮都会影响妈妈乳汁的分泌量，尽管这个阶段妈妈会很辛苦，还是尽量要保持好的心情。有一部分妈妈可能乳量就是不够，那也不要太难为自己，该加奶粉加奶粉。虽然配方奶没有母乳那么多优点，但还是能够满足宝宝的营养需求的。趁这个机会，把喂配方奶的机会留给爸爸，好好地休息一下，说不定奶量就上来了呢！

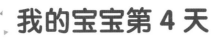

我的宝宝第 4 天

4

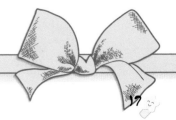

宝宝出生第 5 天
给需要喝奶粉的宝

　　母乳是宝宝最好的食物，我们提倡有条件的妈妈都要母乳喂养，但是总有一些妈妈因为各种原因不能喂母乳。这一节，小南就是为不能喂母乳的妈妈准备的，给大家详细讲讲配方奶的那些事。

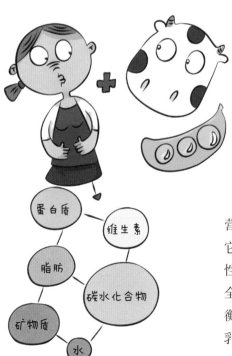

　　配方奶粉是参照母乳的营养成分配制的奶粉，虽然它还是缺乏母乳中的免疫活性物质和酶，但是跟鲜奶和全脂奶粉比，它的营养更平衡、全面，应该作为没有母乳喝的宝宝的第一选择。

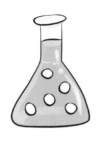

其中，维生素、矿物质和其他一些营养物质是人为添加进去的。

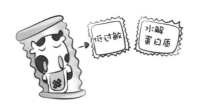

除了普通的配方奶粉，还有一种低过敏的水解蛋白奶粉，这种奶粉是专门为过敏体质的宝宝准备的。

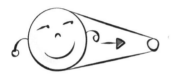

蛋白质经过分解成了更小的氨基酸，降低了过敏的可能。

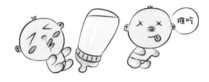

如果宝宝不能耐受乳糖，对一般牛奶蛋白过敏，可以选用这种奶粉，但是这种奶粉的味道真不怎样。

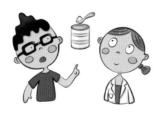

妈妈一看，那么多奶粉在向自己招手，嗯，晕一会先。那就找医生咨询呀，他们比你要专业哦。如果宝宝是二胎，家里老大小时候也是吃奶粉的话，记得把这些都告诉医生。

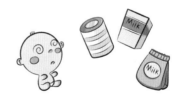

现在配方奶粉的品牌众多，妈妈们都看花了眼，到底选哪种好呢？

小南建议，宝宝的奶粉，这么选：如果不是医生另有建议，开始就选配方牛奶粉；如果医生给了好几种选择呢，那就每种都买一点，或者每种都要一点样品，宝宝会告诉妈妈，他最好哪口。

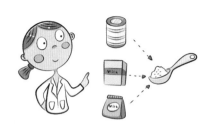

如果医生没有特殊说明，一般就选铁强化的配方奶粉吧，它能确保卫生部和其他机构推荐的含铁量，毕竟，奶粉中的铁不如母乳中的铁吸收得好。

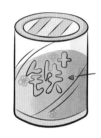

插一句，喝奶粉的宝，便便颜色会偏绿，这些绿色，就是未被吸收的铁，所以，那种"低铁"的，就甭买了。

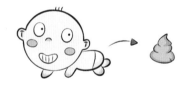

还可以选富含 DHA（二十二碳六烯酸）和 ARA（花生四烯酸）的奶粉，这两兄弟是能促进大脑发育的脂肪酸，一般存在母乳中，所以，添加了它们的奶粉，能够促进宝宝视觉和中枢神经系统的发育。

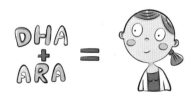

奶粉适不适合宝，需要一段时间的观察，妈妈们应该知道怎么判断不良反应。宝对配方奶过敏或不适，一般会有这些表现：

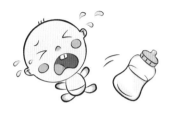

吃奶后一阵阵地大哭

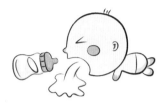

几乎每次吃奶后都会立即呕吐

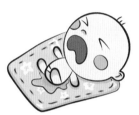

持续腹泻或便秘

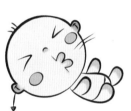

经常感冒，耳部感染

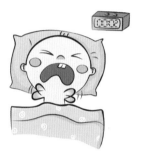

烦躁不安，经常半夜醒来

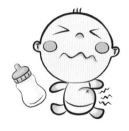

吃奶后出现肠痉挛或腹胀

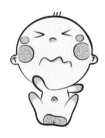

出现粗糙的红疹，摸起来像砂纸，尤其是脸上和肛门周围

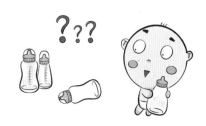

小南提醒，一旦宝持续性出现上述一种或多种现象，必须问问医生是不是要换奶粉了。

选好了奶粉，妈妈就想知道该怎么喂，一次给宝多少，多长时间喂一次呢？这个问题，别指望宝宝能告诉你，需要妈妈仔细观察宝宝的体重、生长速度、新陈代谢、体质以及胃口。当然了，这么概念化的东西，得量化一下，妈妈们才能明白，鉴于宝每天的需求量不一样，时多时少，小南列出的，只是满足宝宝最基本营养需求所需要的量；妈妈们不妨参考一下：

0 ~ 6个月，按体重不同，每千克每天喂125 ~ 150ml，比如宝体重5千克，就喂625 ~ 750ml配方奶，但并不是宝一出生，就要喝这么多

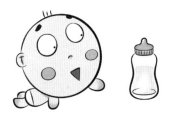

30~60 ml

很多新生儿第一周每顿能喝下的，最多也就30 ~ 60ml，宝宝的胃就那么丁点，生后头三天，可能每顿就5 ~ 10ml

90~120ml

小南就再细分一下 1 ~ 2个月
每次 90 ~ 120 ml

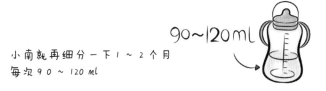

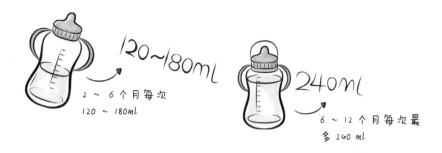

2 ～ 6 个月每次
120 ～ 180ml

6 ～ 12 个月每次最
多 240 ml

嗯，有的妈妈就会对着这份表格，每次暗暗希望宝喝多一点再多一点。小南倒是觉得，少吃多餐比一次吃很多、很久吃一次，都要好。为嘛？宝的胃就他小拳头那么大，拿个奶瓶过来比较下，是不是呵呵了？吃太多，宝会吐奶哒。

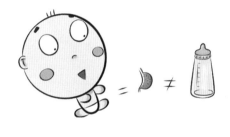

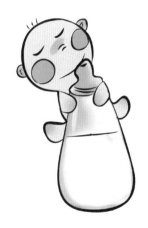

要是宝不饿但渴呢，给他喝点水？别，配方奶本身就是"水"呀，还喝什么水？不然，额外的水咕噜咕噜喝下去，会增加肾负担哒。一口，就一口，行不？有妈妈实在想给宝喝水的话，那就轻轻抿一口吧，多了可不行。

喝配方奶的宝比母乳喂养的宝更容易习惯定时喂奶。不过奶粉消化比较慢（蛋白质凝块比母乳中的硬一点），两次喂奶的间隔要长一点。

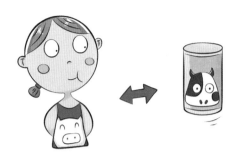

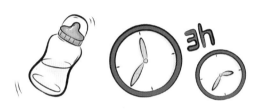

有两种喂奶方式可供妈妈选择：一是按需喂奶，宝想喝多少喂多少，想什么时候喝就什么时候喂，宝会比较满意；二是按时喂奶，每天在固定时间（一般是 2 ~ 3 小时 1 次），以及宝夜里醒来时喂，妈妈会相对轻松点。怎么找平衡点呢？小南建议，可以按需和按时穿插起来，每天 1 ~ 2 次按时喂奶，再配合几次按需喂奶，这样，宝宝满意了，妈妈也不至于毫无自己的生活规律。

当然，在头几周，如果宝白天一直睡一直睡，4 个多小时后，最好叫醒他喂奶，不然宝白天睡太多，夜里精神了，不光大人累，自己还会昼夜颠倒，不好，不好。所以，要帮宝从小调整好作息时间。夜晚，主要就是长时间睡眠滴，临睡前给宝一瓶奶，宝宝一般就能坚持到凌晨三四点了，也就意味着，妈妈只要起来一次就可以啦。

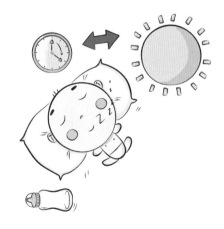

有的妈妈会很依赖奶瓶，只要宝一哭，妈妈就搬奶瓶这个救兵。貌似救了一时急，可宝容易吃太多，说不定宝只是想抱抱、想玩一会儿，或是尿尿了……大多数情况下母乳喂养的妈妈用乳头就能安抚他们，而喂配方奶的妈妈就需要更多安抚宝的技巧，比不了啊！

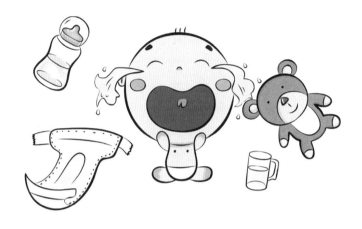

嗯，一段时间喝下来了，要是宝这样，就是喝少了：

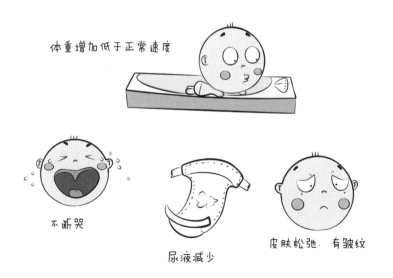

体重增加低于正常速度

不断哭

尿液减少

皮肤松弛、有皱纹

喂多了呢，宝会怎样？

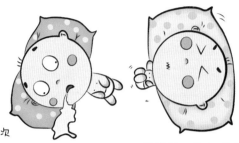

大量吐奶，或每次
刚吃完就吐

肠痉挛（每次喝完，宝就会
把腿向上抬，靠着紧绷的腹
部）

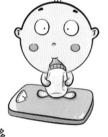

好办，少喂点，也少吃多餐，喂奶
时帮他打嗝排气一两次，还可以偶
尔用水代替奶

体重增加太多

这几年，妈妈们比较喜欢海淘奶粉，但也不是海淘奶粉就一定
好哦！好不好，还要看是不是适合宝，妈妈们应该更多关注奶粉中
各种营养成分的含量和比例是否合适。当然啦，最好的还是母乳，
只要条件允许，妈妈们还是尽量母乳喂养哦，躺在妈妈臂弯里吃奶，
宝获得的不仅是营养，还有来自妈妈暖暖的母爱！

5

我的宝宝第 5 天

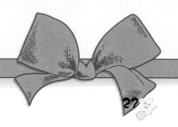

带娃日常技能掌握了没?

新生儿期的小宝宝,尿尿和便便的次数非常多,爸爸妈妈会感觉一天到晚都在换尿布,所以,你一定要学会换尿布的正确方法哦!给宝宝洗澡也是每天的必备功课,掌握了小南给你的洗澡步骤,5分钟结束战斗!

换尿布

让宝宝平躺在床上,屁屁下面垫上隔尿垫。别小看这个隔尿垫,很多宝喜欢在换尿布的时候来一泡,到时候你就知道这个垫子多重要了。

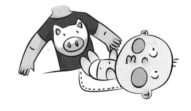

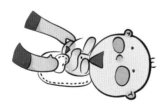

打开纸尿裤,先用纸巾由上往下擦,清除便便和尿尿。

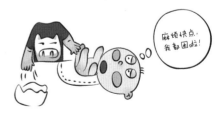

再把脏纸巾和换下来的脏纸尿裤放一边。

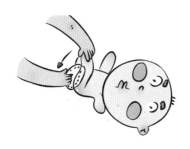

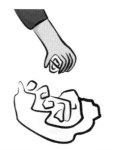

将双腿和屁股抬高，用湿巾或者温湿毛巾把屁屁再擦一遍，皮肤褶皱处一定要清理干净。

把用过的湿巾、纸巾放到脏的纸尿裤里一起包好扔掉！

在宝宝屁屁下面垫上干净的纸尿裤，包好纸尿裤，大功告成！

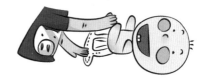

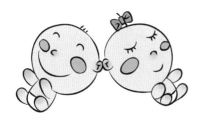

在换纸尿裤这事上，男宝和女宝还是有些区别。女宝一定要注意从外阴部往肛门部擦，如果便便弄到外阴口，一定要清洗干净。

用传统尿布的话，换的步骤相同，只是，洗尿布也是个大工程啊！

🐾 给宝宝洗澡

"我爱澡澡，皮肤好好"，给宝宝洗澡，那是必修课，爸爸妈妈要做的是这些：室温控制在 26 ~ 28℃，水温控制在 35 ~ 36℃，搭配婴儿专用沐浴液，颈部、腋下、腹股沟这些皱褶多的地方，一个都别落下哦，时间嘛，

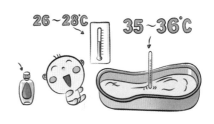

26 ~ 28℃　35 ~ 36℃

最好是在喂奶前1～2小时,以免引起吐奶。当然啦,每次宝宝大小便后,还要用温水擦洗臀部和会阴部,这样宝宝才会舒服。

爸爸说:"报告,洗澡水准备好了,水温35～36℃。"妈妈就用薄毛巾兜住宝宝,慢慢放入浴盆,或者将宝宝固定在臂弯里,洗完头后再放入浴盆。

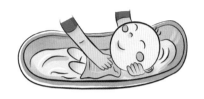

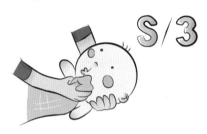

洗澡嘛,还是要从头开始:妈妈先用湿毛巾温柔地擦洗宝宝眼部,然后S型或3字型擦洗小脸蛋,最后是耳朵、耳后和鼻子周围。

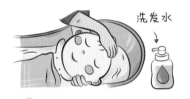

洗发水

要用婴儿专用的洗发水或者洗发沐浴露二合一给宝洗头。妈妈先将宝宝头发打湿,再抹上洗发水,轻轻地揉搓头发,最后将泡沫冲洗干净。

特别提醒:冲洗时注意不要把泡沫弄进宝宝眼睛里。

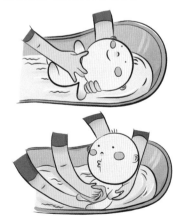

褶皱多的脖子要好好洗哦,洗完脖子再清洗宝宝的胸部和腹部。

让爸爸轻轻抓住宝宝的小手和小腿,方便妈妈从上而下温柔清洗,要是用了沐浴露,一定要注意别让宝宝滑落。

背部怎么洗？让宝宝呈俯卧状，妈妈轻轻地用手掌画圈圈，几个圈画下来，背部也清洗好啦。

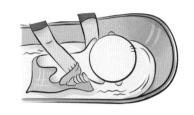

背部洗完，转过来洗下半身，这里的清洗方法就男女有别啦：女宝宝要特别清洗阴唇周围，男宝宝要特别注意清洗睾丸后面和翻洗包皮。

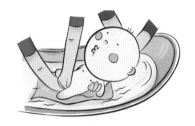

都洗完了？爸爸端起准备好的清水，轻轻冲洗掉宝宝身上的泡沫，奶奶递上一块大毛巾，妈妈快速用毛巾裹住宝宝，然后帮宝宝擦干头发。

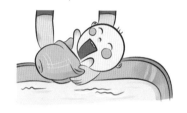

最后的收尾工作还是交给妈妈吧：用大毛巾仔细地、温柔地擦干宝宝身体各部位，再涂上一层薄薄的宝宝专用润肤乳，大功告成。

婴儿润肤乳

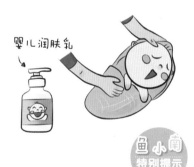

鱼小南
特别提示

在使用纸尿裤和洗澡这两个问题上，奶奶队和妈妈队大概会有一些不同意见。嗯，奶奶们的担心很多，穿纸尿裤会不会捂屁屁啊、会不会影响腿部发育啊，洗澡会不会感冒啊。额，事实已经证明纸尿裤是不会影响宝宝腿部外形的，至于容易红屁屁的宝，可以根据情况间断使用哦。洗澡的话，只要室温、水温合适，动作轻柔，宝宝应该会很舒服的！

我的宝宝第 6 天

6

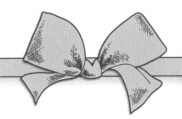

宝宝出生第 7 天

给宝宝做好脐带护理

除了喂奶、换尿布、洗澡，还有一项工作，爸爸妈妈不要忘记哦。宝宝一生下来，脐带就被剪断结扎了，一般在3～7天脱落，也有两周左右脱落的，不同的结扎方式脱落时间不同。在脱落前的这段时间，爸爸妈妈每天都要给宝宝消毒哦，还要保持干燥，这样才能避免感染，保证脐带尽快脱落。

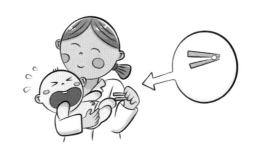

宝宝出生的时候，助产士会在宝宝脐带上夹一个塑料夹子，24小时后护士会摘掉这个夹子。

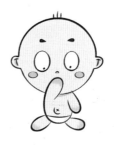

宝宝的脐带残端是一个创面，需要好好护理，不然它就成了病原菌入侵肌体的跳板，容易引起新生儿破伤风、新生儿败血症等疾病。

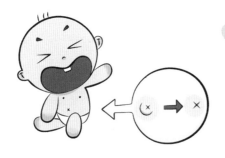

具体方法：用棉签蘸75%酒精从脐根向外螺旋式擦拭，注意顺序，不能随便乱擦，会将细菌带到创口的。擦完一遍将棉签丢掉，重新拿一支新棉签再擦一遍，一共擦三遍。

几天后，脐带残端开始变干、萎缩，2～3周内会彻底脱落。当然了，在住院期间，医生护士每天都会来检查一下宝的脐带状态，但是回到家后，爸爸妈妈就要自己观察了，而且为了预防感染，爸爸妈妈每天都要给宝宝的脐带残端及脐周皮肤消毒。

给宝宝穿纸尿裤的时候也要注意，不要提得太高，以免摩擦到脐带残端。

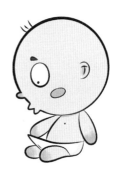

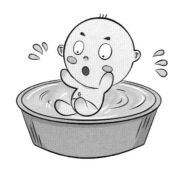

爱干净的妈妈想到一个问题：在脐带脱落之前，宝的肚脐浸在水里洗澡，安全不安全？这个问题，小南不能很肯定地回答，因为这是个有争议的问题，有些专家认为脐带浸湿会增加感染的机会，有些专家则认为没事。

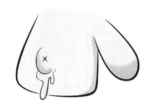

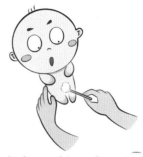

不过有一点是肯定的：如果宝脐带下面有脓液，还是别放水里洗澡了，容易加重感染。

妈妈们也别急，先用海绵给宝擦洗吧，等到脐带脱落就可以随便洗啦。

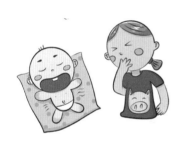

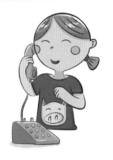

有些宝呢，脐带脱落时，会滴几滴血，妈妈们要有心理准备，这种现象很正常，变干的脐带会发出一股轻微的气味，也很正常。

那总有些不正常的现象吧？妈妈们总是想得很周全。对，如果脐部发红、肿胀、味道特别难闻，那可能是感染了，得去看医生。

鱼小南
特别提示

住院期间，医护人员每天都会来检查宝宝的脐带残端，并给宝宝消毒，出院的时候也会给开消毒用的酒精和棉签。有心的爸爸妈妈要在护士给宝宝消毒的时候学一学，否则回家后就没人给你做示范喽！在家里也要好好给宝宝消毒，不能偷懒，这样脐带才能尽早脱落哦！

我的宝宝第 7 天

7

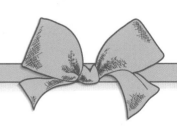

有一种哭叫作"肠绞痛"

有那么一部分宝宝，每当夜幕降临就会开始撕心裂肺地大哭，爸爸妈妈发现宝宝不是饿了，也不是便便了，去医院检查也没发现什么异常，那么宝宝很有可能就是肠绞痛引起的哭闹。这种情况往往会从宝宝出生持续到三个月，这期间爸爸妈妈的身心有多么煎熬，只有经历过的人才知道啦！

肠绞痛多发生在 3 个月以内的婴儿身上，引起肠绞痛的原因专家也不是很明白，还需要进一步研究，通常认为跟宝宝神经发育不成熟和胀气有关。小南主要跟大家说说怎么预防宝宝肠绞痛及肠绞痛发作时如何安抚宝宝。

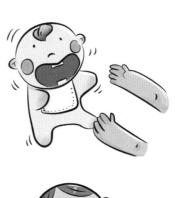

神经发育的事只能交给时间，胀气的话还是可以做些什么的。还是那句话，有条件尽量母乳喂养，喂奶粉的宝更容易胀气。再就是喂完一定要拍嗝，每次不要吃得过饱。

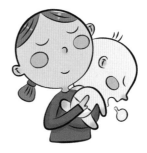

若是没能防得住，宝已经哇哇哭开了，只能想法减轻宝宝的不适，让他尽快好起来。

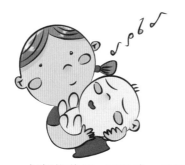

妈妈抱着宝，可以哼一些轻柔的摇篮曲。

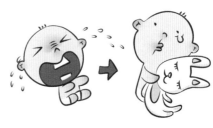

宝宝哭闹啦，爸爸妈妈要迅速做出回应，这样宝宝也会哭得轻一些。

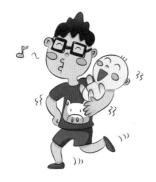

紧抱着宝宝多动动，走路、跳舞都好，有时候爸爸即兴的舞步，宝宝都会感觉很舒坦。

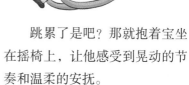

跳累了是吧？那就抱着宝坐在摇椅上，让他感受到晃动的节奏和温柔的安抚。

还可以让宝躺在婴儿车上，在他面前放一个会动的东西，像摇摆的钟摆、转动的摇铃等，分散宝的注意力。

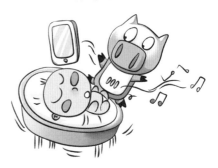

正确的抚摸也很重要。如果宝哭闹时间比较固定，像傍晚开始哭闹的宝，在这之前妈妈温柔的双手就要开动啦。在宝哭闹之前就按摩的话，宝会慢慢放松下来，然后慢慢忘记哭闹。肠绞痛宝宝最喜欢的就是腹部按摩，妈妈知道该怎么做了吧。

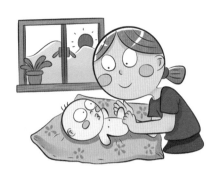

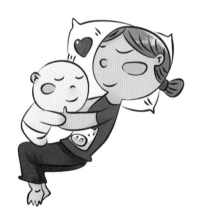

按摩完毕后，妈妈和宝宝依偎在一起，一起美美地入睡吧。

安抚肠绞痛的宝宝是个体力活，爸爸妈妈往往要又唱又跳一两个小时才能把宝哄好，这个时候一定要勤换换人，月子里的妈妈需要好好休息，不要还没哄好宝就先把自己累趴下。让其他家人多分担一些，好好休息，不要太焦虑，肠绞痛并不会影响宝宝的发育，只是要受一段时间疼痛的困扰。要相信，我们很快就会熬过这一关的，加油！

8

我的宝宝第 8 天

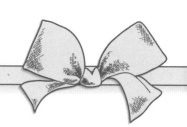

宝宝出生第 9 天

和宝宝来一个 "抚触约会" 吧

第 9 天了，爸爸妈妈们日常的带娃工作应该比较熟练了吧。最初的忙乱过去之后，是时候给宝宝安排一个相对固定的日程了。除了吃奶、睡觉，还有一件事可以安排上，那就是抚触。抚触不仅可以增进爸爸妈妈和宝宝的感情，还能促进宝宝的生长发育。重点是，听起来高大上但操作起来非常简单，看一遍小南的漫画就学会啦！

抚触真能促进宝宝生长发育？能，绝对能。爸爸妈妈最爱听的就是这句话吧。其实这个问题，很多专家早就研究过了。

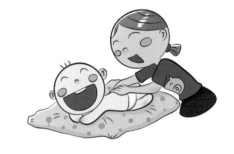

动物学家这么说：幼兽一旦缺乏母兽的时常舔舐，生长激素就会直线下降，最终停止生长。向它们体内注射生长激素呢？

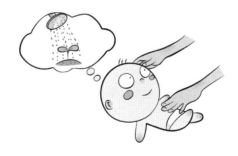

没用，只有母兽的舔舐和触摸，才能让幼兽重新生长。神奇吧？人类婴儿的情况，也是一样一样滴，这说明了啥？抚摸能作用于人体的细胞层面，使细胞对生长激素的反应变得活跃呀。说人话！就是爸爸妈妈经常抚摸宝宝，宝宝就能快乐成长。

健康专家笑了: 才发现啊？我们早意识到了，抚触、按摩和宝宝的成长之间，绝对有生物学上的联系。具体来说，抚摸能刺激生长激素的分泌，加快细胞酶的活动，使重要器官的细胞对生长激素的促进效果反应更为积极，高大上吧？保育箱的早产儿，要是能得到额外的按摩，体重能增加47%呢。

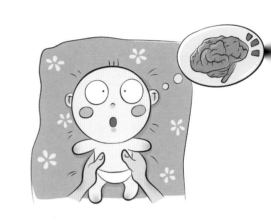

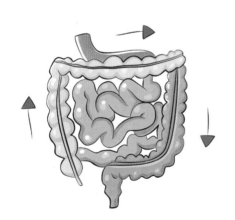

研究表明，新生儿接受额外的按摩，能加快神经系统的发育。专家认为，抚触能促进分布在神经轴突周围的髓磷脂的发育，让神经反应速度更快。妈妈们是不是惊喜地下巴都合不上了？别急着动手呀，小南还没说完呢。

抚触会让宝宝的消化系统更健康，尤其是患有食物蛋白相关性小肠结肠炎综合征的宝宝，妈妈们爱的抚触能够减轻宝宝的不适呢。

抚触还能塑造更好的行为举止，嗯，妈妈的双手就是这么有魔力！抚触能让宝宝安静下来，白天哭闹次数减少，晚上睡得更好，与妈妈的互动也更积极，妈妈们，想不想尝尝甜头呢？

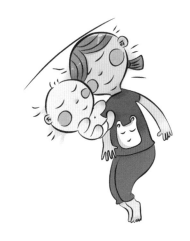

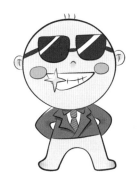

继续种草：抚触还能增强宝宝的自信。爸爸妈妈充满爱的大手，会让宝宝更了解自己的身体，慢慢地就形成了对身体的感觉，也懵懵懂懂有了存在感，所谓自信，或许就是从这里起步的吧。

抚触可不是宝宝单方面的享受哦，对爸爸妈妈也有帮助。一天天坚持下来，爸爸妈妈想不了解宝宝的身体语言和暗示都难。特别是一开始就不太顺利的母子，比如剖腹产的妈妈和宝宝，抚触会让你们重新亲密接触，以及慢热型的、让宝

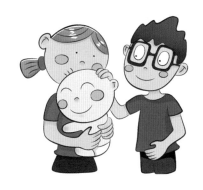

宝感觉缺乏"母爱"的新手妈妈，按摩会点燃你和宝宝之间的亲密火花哦。缺乏育儿经验的爸爸，更要珍惜这段与宝宝之间的亲密时光，既能让宝宝感受到父爱，还能提升自己的经验值，多好。

爸爸妈妈表示，抚触的好处知道了，可怎么抚触呢？那就跟着小南一起做吧。

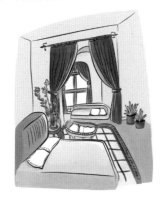

找一个安静、暖和、通风的地方，最佳位置是落地窗前，天气好的时候，阳光还能温暖宝宝。当然了，要找妈妈和宝宝都舒服的地方，像垫子上、床上、沙发上……各取所好，再放一点有助于宝宝睡眠的音乐，准备工作大致就这些了。

时间嘛，要选妈妈不忙，宝宝也想要放松的时候，早晨按摩或宝宝小睡前按摩都是不错的选择。对于经常夜间肠绞痛的宝宝，小南建议按摩时间最好挑傍晚时分，也就是肠绞痛"发作"之前，有时候，傍晚的按摩会让宝宝忘记晚上的疼痛哦。

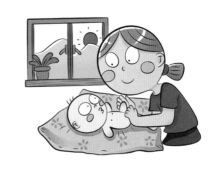

合适的按摩油很重要，跟着婴儿按摩师选择植物油总没错，这种油含有丰富的维生素 E，还没有香味。具体办法就是看看标签上有没有"冷榨"二字，这说明油是用物理压榨方式提取的，没有通过高热或化学溶剂，油的性质没有改变，妥妥的。千万不要用坚果榨取的油，更不能用石油中提取的油。

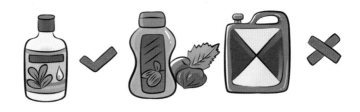

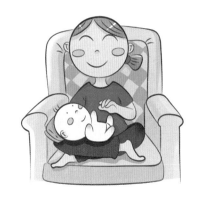

要开始按摩了哦，音乐响起来，妈妈怎么舒服怎么坐，至于宝宝呢，就让他躺在妈妈们盘着或伸直的大腿上。妈妈们放一块厚毛巾在腿上，当宝宝的枕头，尿布嘛，自然要一旁候着，以备不时之需。

尊重宝宝的按摩意愿，这点也很重要。妈妈动手之前，最好问问宝宝"想来一次按摩吗？"放心，宝宝会感受到你发出的信号，当妈妈往手心抹油时，宝宝露出满意的表情呢，那就继续，要是烦躁不安，就推迟按摩或用一点安抚技巧。毕竟，抚触不是妈妈一头热的事儿，

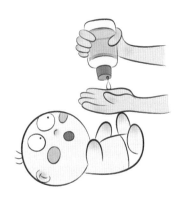

必须要宝宝的配合，宁可缓缓也别强行。要是按着按着，宝宝烦躁了，就停下来抱抱他，因为按摩是要让宝宝身心愉悦，若宝宝不高兴了就要停下来。

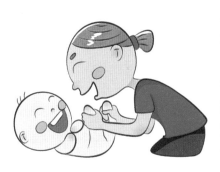

宝宝没烦躁，就是扭来扭去，还有些僵硬和紧张，对这样的宝宝，小南建议妈妈用接触放松法：先和宝宝目光接触，再抓住宝宝僵硬或紧张的小腿，一边轻轻转动，一边温柔安慰，千万别被宝宝的紧张传染了，不然，一个紧张的宝宝，再加一双紧张的大手，还让不让人愉快按摩了？

妈妈们表示一切准备就绪，那就开始吧。先从腿开始，因为这是宝宝最容易接受的部位。

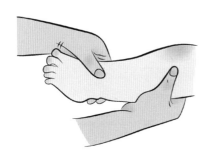

一只手抓住宝宝的脚，另一只手在宝宝腿上抹油，从脚踝处往上抹，抹完油后把宝宝大腿分开，温柔地搓啊按啊、搓啊按啊一直到脚；然后双手同时转动宝宝的腿，从膝盖到脚踝，到脚踝时，用拇指围绕着宝宝的脚踝和脚轻轻按压；最后再从大腿到脚踝，给宝宝轻轻抚摸一遍，腿部按摩就完成啦。

按摩宝宝腹部有技巧，妈妈双手交叠，从胸腔往下做圆形滑动，然后在宝宝腹部沿顺时针方向做圆形移动，最后，手指头"走"过宝宝的肚子，搞定。需要注意的是，给脐带残端未脱落的小宝宝按摩时应避开脐周。

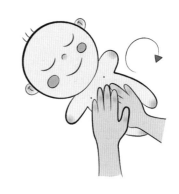

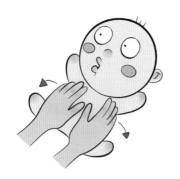

胸部就简单多了，两手从中间滑向两边，重复这一动作。注意动作要轻柔，不要太用力。

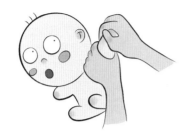

手臂和手部的按摩，参照腿部动作，唯一的区别是到腋窝时停一下，按摩按摩腋窝部的淋巴结。

取适量按摩油，用双手拇指从前额中心处往外推压，逐渐向下，用双手拇指在面部画圈按摩。注意不要把按摩油弄到宝宝眼睛里。

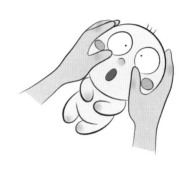

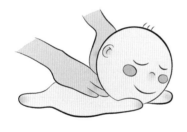

当你给宝宝按摩背部的时候，也许你会看到陶醉的表情。嗯，这可是所有人最喜欢被按摩的部位，妈妈只要用手指轻轻从宝宝的背部一直按到臀部就好了。手法没有严格的标准，宝宝和妈妈喜欢就好。

我们前面也提到了，抚触更重要的是感情的交流，不需要严格按照一定的顺序来，也没有标准的手法，我们只是给爸爸妈妈一个基本的参考。实际操作的时候爸爸妈妈可以按照宝宝的喜好来安排，甚至可以自创几个宝宝喜欢的动作。抚触的目的是让爸爸妈妈和宝贝享受一段愉悦的时光，一切以你们开心为准啦！

9

我的宝宝第 9 天

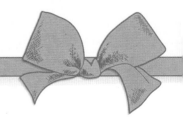

宝宝出生 第 10 天

宝宝吐奶不用慌

对于新手爸爸妈妈来说，看见宝宝"哇"地吐一滩奶，这事太揪心了。事实上，6个月以前的宝宝，谁还没吐过奶啊，爸爸妈妈不用担心，大部分宝宝6个月后慢慢就好了。下面小南就好好讲讲吐奶是怎么回事，明白了就不怕了。

宝宝吃完奶了，妈妈松了口气，总算又解决了一顿。结果，宝宝一个手舞足蹈，鼻子里喷出了奶水，嘴里也流出了奶水，妈妈直接傻眼。如果宝宝发育良好，精神头儿也不错，也没其他的异常状况，偶尔吐几口奶就吐吧，爸爸妈妈不用太担心。

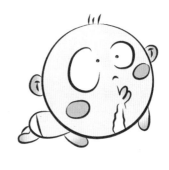

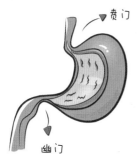

贲门

幽门

吐奶这事儿，小南第一天就提醒过，还记得不？小南说，宝的胃是横着的，而且食管下部括约肌松弛，幽门括约肌发达。你想想，下紧上松，横着还没有重力影响，吐奶可不就是分分钟的事儿嘛！尤其是宝吃得快了、兴奋的时候，吐奶就更常见了。

不过，要是宝宝吐奶时精神不好，吃奶不香，还腹胀、腹泻、哭闹等，爸爸妈妈就要抱他去医院，看看吐奶的背后，是不是有新生儿败血症、腹膜炎、肠梗阻、肠套叠、肺炎、食道闭锁、肠道闭锁等疾病在作怪。

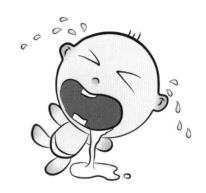

吐奶严重时，妈妈要这么做

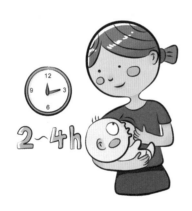

别为了哄宝宝就频繁去喂奶，你想啊，上一次乳汁还没消化，宝宝还能吃下多少，就算吃下一点，胃容量扩张，只会让吐奶、溢奶更严重。当然了，宝宝饿过头了才喂，吃得过多也会吐奶。综合一下，哺乳间隔 2 ~ 4 小时最佳。

既然宝宝的胃有这个特点，那就针对这个特点想办法，让宝宝侧卧或竖抱宝宝，这样宝的身体就有了倾斜度，胃里的奶液就能顺顺当当进入十二指肠。

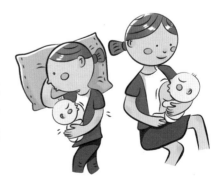

喂奶后要及时拍嗝。宝宝吃母乳或者用奶瓶喝奶时咽入空气会引起打嗝，一般喂奶姿势正确的话，宝宝不容易咽入空气，用奶瓶喂奶时要多注意点，尽量减少宝宝咽入空气。喂完奶后，让宝宝趴在肩膀上，妈妈用空心掌轻拍宝宝后背，帮宝宝把空气排出来。实在拍不出来也没事，慢慢会没的。

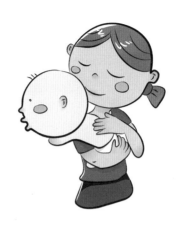

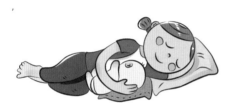

其实，吐奶不可怕，最怕的是奶液误吸入呼吸道引发窒息。住院期间，医护人员一般都会让宝宝采取右侧卧位，就是为了预防这个。

当然啦，喂奶时的氛围也很重要哦！让宝安静地、放松地吃奶也能减少吐奶的发生。喂配方奶的话，一定要给宝选择合适的奶嘴，奶嘴孔过大会引起宝宝呛奶，太小又会让宝宝咽下太多空气。喂完奶给宝拍拍嗝，不要马上逗宝。嗯，做好这些，吐奶、溢奶一般就不会出现啦！

鱼小南
特别提示

这里我们说的是大部分宝宝的情况，总有那么一小部分宝宝和大家不太一样，吐奶、溢奶的情况会严重一些，持续的时间也较长，可能要到学步期才能改善。这部分宝宝的爸爸妈妈也不必太焦虑，去医院全面检查一下，只要医生的结论是"没有问题"，那就继续做好上文中提到的几点，静静等待宝宝不再吐奶的那一天！

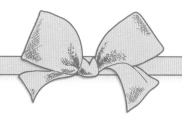

宝宝出生第 11 天

拍嗝、剪指甲干货

拍嗝和剪指甲都是技术活，别不信，等宝吐你一身酸奶，挠你一脸肉坑的时候你就知道了。哎，个中酸爽，没经历过的人你理解不了。若是生娃前你就读到了这本书，那就太机智了。学起来吧，相信我，绝对有用。

拍嗝技巧

前面咱们提到了，想要减少吐奶，就要好好拍嗝。这个嗝，有时候不是那么容易拍出来的，考验爸爸妈妈技巧的时候到了。最基本的姿势，大家应该都知道，就是将宝宝竖抱，让宝宝的头靠在妈妈肩上，轻拍宝宝后背。这个姿势的基础上还有一个小诀窍，就是妈妈用一只手将宝宝的一只手臂向上抬起，在这个状态下去拍嗝，效果会好很多。

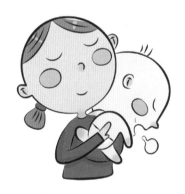

"都试过了，没用啊？"爸爸比较心急，没关系，一次不成功，就再试一次，要是一两分钟内宝宝没有打嗝，爸爸妈妈就把宝放下来吧，或者抱着宝宝在房间里溜达溜达，嗯，宝宝一副很满意的样子，就不用再拍了。

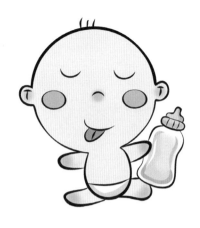

那怎么算不满意呢？放下他时，身子扭啊扭，皱着眉头，发出不高兴的声音，或者还想吃奶……那就再来一次拍嗝吧。宝宝吃奶较少时可以偷偷懒，拍不出嗝来就算了，一旦吃奶比较多时，那就没办法，必须勤快点，把嗝拍走。

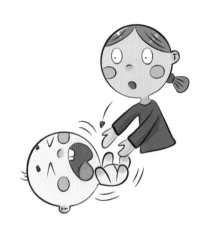

伸手不见五指的夜里，要是宝宝只吮吸一两分钟求安慰，就不一定打嗝，要是放开肚皮吃奶，很可能会打嗝。困成狗的妈妈，实在睁不开眼睛拍嗝了，怎么办？喂完后，赶紧把宝宝放下来。嗯，小家伙很满意的样子，那就得嘞，大的小的一起继续呼呼。若宝宝又扭来扭去了，很可能是肚子里还有个气泡。

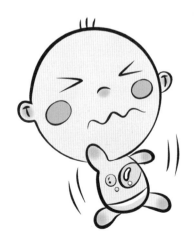

妈妈倒也不用硬撑着起来做白天的那套流程，继续躺着，让宝宝趴在大腿上，仿佛白天趴在你肩膀上一样，然后拍。

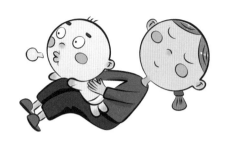

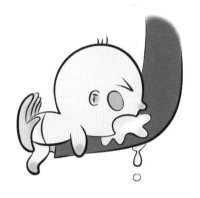

大一点的宝宝呢，还可以把他放在小臂上，这样手腕正好顶着肚子，省力多了吧？不过，偷懒会有一点点小代价，宝宝的嗝是拍走了，喷出来的奶嘛，说不定就飞溅到妈妈身上或地板上，大不了睡醒了再清理呗。

剪指甲技巧

宝宝用指甲抓伤过自己，或者吃过宝宝指甲闷亏的爸爸妈妈，举个手。哇，几乎都中过招啊。有的宝宝，出生时就有长长的指甲，得马上剪掉，不然宝宝很容易划伤自己。只是，有的妈妈看到宝宝粉嫩嫩的小指甲，很怕去剪，就算剪，也是战战兢兢，下面这些办法，能让剪指甲轻松起来。

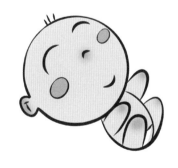

等宝宝睡熟了剪。怎么样才算熟睡？进入熟睡状态的宝宝，四肢会很放松地摊开，手指也张开了。

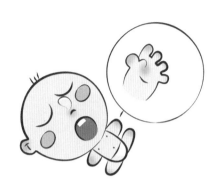

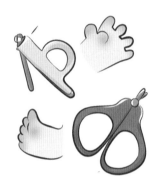

备好婴儿专用指甲钳，它比成人的更好用、更安全，宝宝纸片一样的小指甲，很容易被剪掉。不用指甲钳呢？那就用刀口钝的安全剪刀呗，这样宝宝不太容易中途惊醒。

不过，不管用哪种，都要把宝宝的指肚压低了再剪，不然伤到了指尖的皮肤可不好。

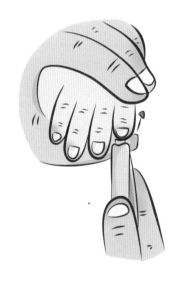

第一步：修剪顺序呢，先中间再两头，这样好掌控力度，不至于把边角剪得过深。

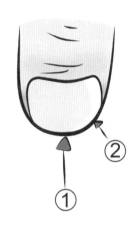

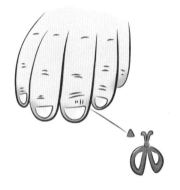

哎呀，宝宝也有肉刺啊？千万别去扯，会越扯越多，还会伤及周围皮肤组织，用剪刀把肉刺齐根剪断就行了。

第二步：就是修圆工作，要是指甲的小尖角不磨圆滑了，宝宝更容易抓伤自己哦，爸爸妈妈之前的辛苦就都付诸东流啦。妈妈最后用手指沿着宝宝的小指甲边缘摸一圈，嗯，曲线很好，放心啦。

跟同龄宝宝的爸爸妈妈交流过，你就会知道，宝宝们生来就是不同的，各有各的小脾气，生活习惯也是千差万别。有的宝宝喜欢吃奶途中打一个嗝，还有的宝宝喜欢吃完一侧乳房，打个嗝，再换另一侧。慢慢你就会摸索出一套专属于你家宝宝的带娃套路。至于剪指甲这个事，小南说，一定要剪，而且要勤剪，这个事偷不得懒，这可是有血的教训的！

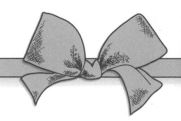

宝长了鹅口疮，咋办？

嗯，有娃的生活就是这样，有很多欢乐，也会偶尔有一些小麻烦。冷不丁地宝宝嘴里就出现了一些白白的斑点，没有接触过"鹅口疮"这个词的爸爸妈妈可能会觉得疑惑，但是了解之后，你自己在家就能分辨出来。

看一下宝宝嘴里，你会看到嘴唇内侧、脸颊内侧、舌头、上腭部分有白色乳酪状斑点。

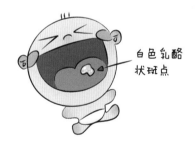

白色乳酪状斑点

这就是鹅口疮，是由白色念珠菌感染引起的，白色念珠菌是一种真菌。

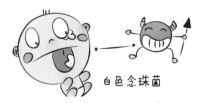

白色念珠菌

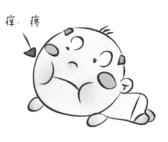

痒 疼

爸爸妈妈不用太担心，鹅口疮一般不影响吃奶，症状比较轻。

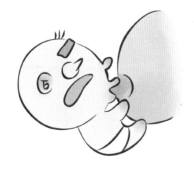

不过因为这个，很多宝宝吃奶时会显得急躁。

新生儿出现鹅口疮，多是由于产道感染或奶头、奶嘴不干净，宝宝之间是不会互相传染的，所以责任在爸爸妈妈这里哦。

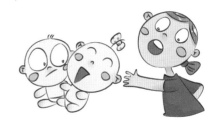

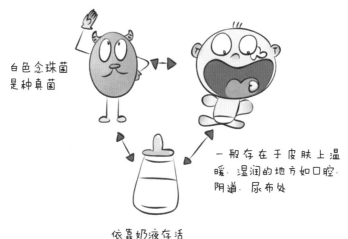

白色念珠菌是种真菌

一般存在于皮肤上温暖、湿润的地方如口腔、阴道、尿布处

依靠奶液存活

鹅口疮的病原菌是真菌，所以使用一般的抗细菌类抗生素无效。

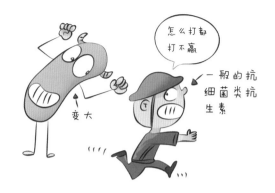

可以用 2% 的碳酸氢钠溶液清洁口腔，或局部涂抹制霉菌素鱼肝油混悬溶液，每天抹 2 ~ 3 次，连续用 10 天。

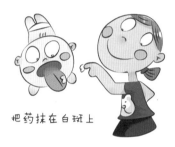

真菌比较顽固，难以根除，一般要多个疗程才能治愈。

安抚奶嘴和奶瓶要每天用沸水煮 20 分钟。

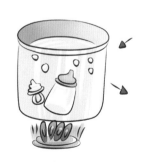

宝宝可能会将鹅口疮
传染给乳头。

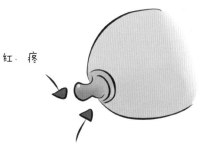

红、疼

鹅口疮可能会传染给乳头

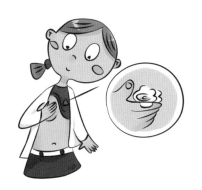

这时妈妈也要一起治
疗，用抗真菌药膏涂抹乳头
就可以。

鱼小南
特别提示

鹅口疮虽是个小麻烦，但也是"麻烦"不是？新生儿期的宝宝
还那么小，爸爸妈妈肯定是舍不得他受一点点委屈。那就要把日常
卫生工作做好，老一辈"不干不净吃了没病"的说法是行不通了，
奶嘴、奶瓶不好好消毒肯定是不行的。为了宝宝，煮起来吧！

12

我的宝宝第 12 天

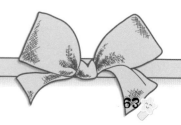

宝宝出生第 13 天

睡得好才能长得好

对于新生宝宝来说，吃奶、睡觉是日常主要任务，这也是爸爸妈妈最关心的部分，因为只有吃得好、睡得好才能身体好呀。

宝宝所需睡眠时间表

宝宝睡眠时间是多还是少，不是凭爸爸妈妈的感觉哦，这个是有标准的。小南根据以前的研究资料整理了一个睡眠时间表，给大家作参考。每个宝宝对睡眠的需求可能略有不同，只要在这个平均水平上下就可以啦。

宝宝各阶段每日所需睡眠时间表

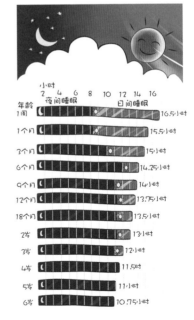

年龄		
1周		16.5小时
1个月		15.5小时
3个月		15小时
6个月		14.25小时
9个月		14小时
12个月		13.75小时
18个月		13.5小时
2岁		13小时
3岁		12小时
4岁		11.5小时
5岁		11小时
6岁		10.75小时

新生儿睡眠特点

宝宝一般都需要经过浅层睡眠才可以真正睡着，所以呢，哄睡是必须的哦。而且宝宝的睡眠周期比成人短，浅层睡眠时间较长。宝宝夜间很容易醒，并且很难再睡着。这下爸爸妈妈明白了吗？生后的第一个月想要睡个囫囵觉，你还是想太多。

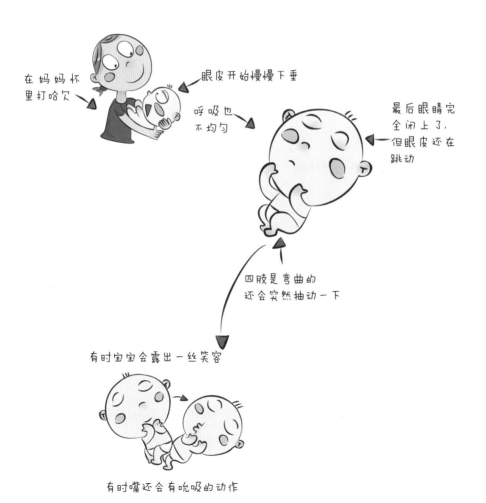

在妈妈怀里打哈欠

眼皮开始慢慢下垂

呼吸也不均匀

最后眼睛完全闭上了，但眼皮还在跳动

四肢是弯曲的还会突然抽动一下

有时宝宝会露出一丝笑容

有时嘴还会有吮吸的动作

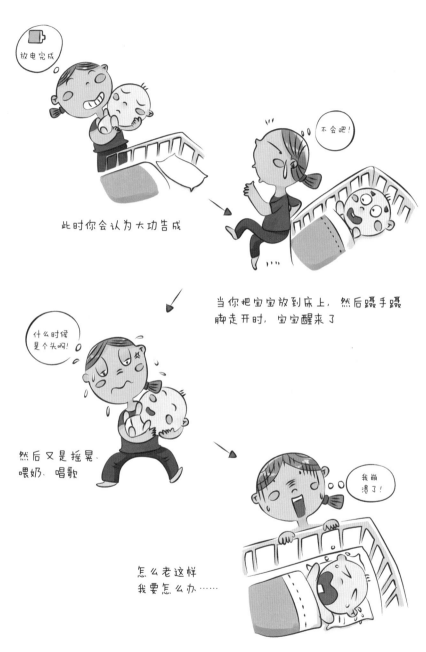

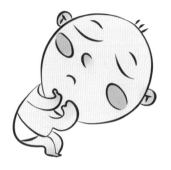

其实现在这一阶段，宝宝并没有完全熟睡，当你把他放下时，他还是浅层睡眠状态

接下来不妨再试一次，但这次要有耐心，时间再长一些，然后慢慢观察

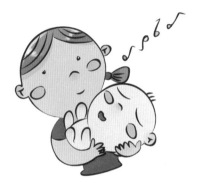

宝宝微笑和抽动消失了

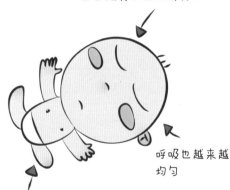

呼吸也越来越均匀

肌肉完全放松，四肢下垂，拳头也松开了

此时，你终于可以嘘一口气，宝宝终于睡了

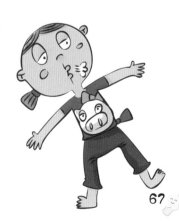

67

🐣 宝宝频繁夜醒的原因

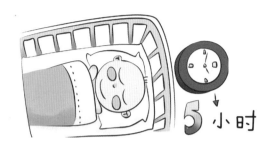

一觉到天亮，在医学上指连续睡 5 小时

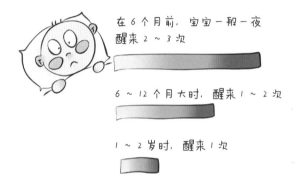

在 6 个月前，宝宝一般一夜醒来 2 ~ 3 次

6 ~ 12 个月大时，醒来 1 ~ 2 次

1 ~ 2 岁时，醒来 1 次

　　如果宝宝夜晚醒来的次数明显多于这个标准，那就算是频繁夜醒了，以下是造成频繁夜醒的几个常见原因。

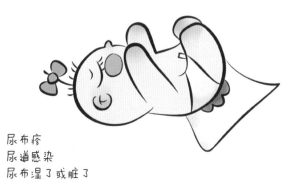

尿布疹
尿道感染
尿布湿了或脏了

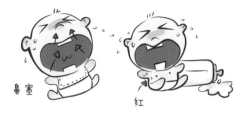

鼻塞

红

查看家中是否存在呼吸道刺激物，如香烟、香水、粉尘、发胶、动物毛屑、灰尘、棉绒等

也有可能是牛奶或食物过敏

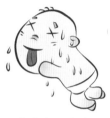

穿太多、太热

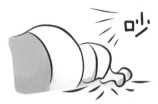

卧室太吵

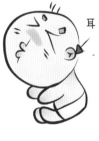

耳部感染

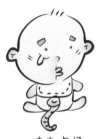

蛲虫作怪

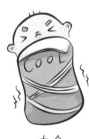

太冷

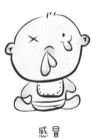

感冒

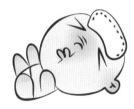

发烧

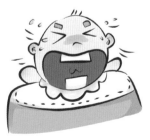

胃食管反流

🌙 帮助宝宝快速入睡的小妙招

嗯，抓到元凶后面就该怎么办怎么办了。另外，再奉送妈妈们几个帮助宝宝尽快入睡的小招式。

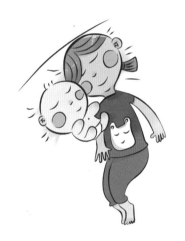

紧靠着宝宝睡

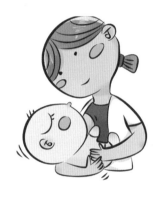

喂奶直到宝宝睡着

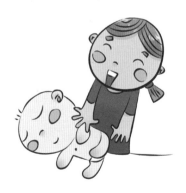

睡前给宝宝按摩

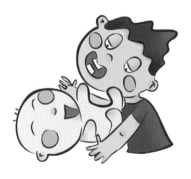

让爸爸来哄宝宝睡觉
（至少妈妈可以歇一会）

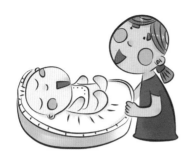

使用摇篮或能
摇晃的婴儿床

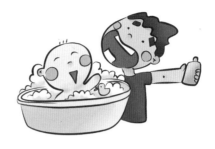

洗个温水澡

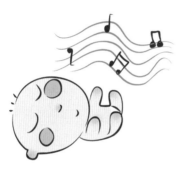

播放一些柔和的音乐

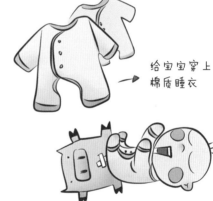

给宝宝穿上
棉质睡衣

鱼小角
特别提示

　　"高需求"这个词近几年挺热的，如果你家的宝宝是高需求宝宝，那就不用想太多了，慢慢熬吧，宝贝长大就好了。但是，你得仔细检查，确定宝贝没有其他问题才能定义"高需求"哦。

我的宝宝第 13 天

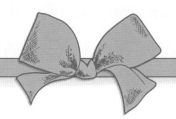

宝宝出生第 14 天

保护好宝宝的囟门

宝的头上有一块软软的、爸爸妈妈不敢摸的地方，那就是囟门了。囟门倒也没有那么娇贵，不是摸不得、洗不得，只是这个地方确实能反映出很多问题来，爸爸妈妈们需要关注它。今天，小南有必要好好说一说怎么护理宝的囟门。

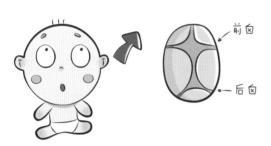

刚出生时，宝有两个囟门，一个叫前囟，顾名思义在头顶前部，由两侧顶骨前上角与额骨相接而组成，呈菱形，出生时斜径为 2.5 厘米左右；还有一个叫后囟，由顶骨和枕骨交接而组成，呈三角形，自然是在头顶后部。

前囟一般在宝 1 ~ 1.5 岁时闭合，后囟性子比较急，一般出生时就很小或已闭合，最晚也会在宝 2 ~ 4 个月时闭合。

新生儿

12 ~ 18 个月

成人

囟门闭合的时间是衡量颅骨发育的重要指标，太早太晚都说明一个问题，那就是宝的生长发育异常。

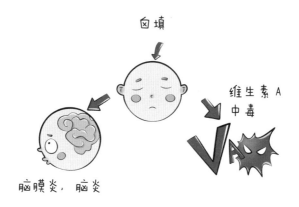

中医把囟门隆起称为"囟填"，囟门隆起意味着宝颅内压增高，很可能是得了脑膜炎、脑炎或维生素 A 中毒。

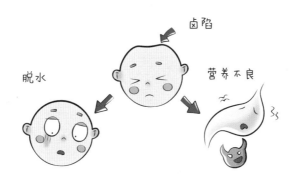

囟门凹陷则称为"囟陷"，这样的宝很可能是脱水或营养不良。

囟门迟闭呢？这叫"解颅"。宝头顶的囟门，一般会在 12 ~ 18 个月闭合，如果过了 18 个月，宝的囟门还没闭合，爸爸妈妈就要去咨询一下医生了。

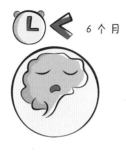

6 个月

如果宝的囟门在 6 个月之前就闭合，呀，宝可能是小头畸形或脑发育不全

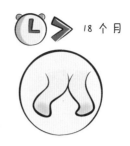

18 个月

迟迟闭合也好不到哪去，18 个月之后还在那的话，不好，宝可能有脑积水、佝偻病或呆小病

　　宽慰一句，如果宝的囟门关闭较早，但头围还在长，就不必着急，如果是头围也不长，要立刻带宝去医院检查。

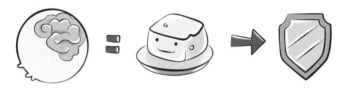

　　爸爸妈妈赶紧查看，嗯，宝一切正常，松了口气后，又因为知道囟门的重要性，开始畏手畏脚，不知道怎么护理这块区域了。确实，脑组织软嫩如豆腐，需要颅骨这个保护罩，可这个颅骨上，偏就有一个开放的囟门，嗯，必须护理好囟门，才能让脑组织不受外界伤害、正常发育，慢慢长成聪明伶俐的娃。

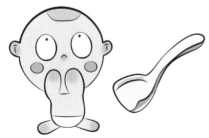

　　最直接有效的保护就是头发，就算有些习俗里婴儿要剃光头，还是会留一簇头发在囟门处，这种锅铲头可不是为了造型，人家的任务光荣而艰巨——保护囟门。

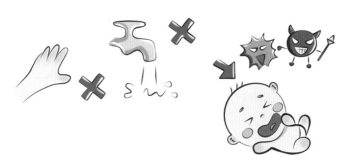

　　有些爸爸妈妈多少知道一点囟门的重要性，可不了解怎么护理，给宝留了个锅铲头后，就敬而远之了。可怜了宝的囟门，因为缺乏护理和清洗，污垢堆积，硬生生憋出一个脂溢型湿疹（俗称奶癣），污垢和油腻性鳞屑在宝的脑袋上堆出一个"屎疙瘩"，你们也看得下去？白瞎了宝粉嫩嫩的小脸还是其次，重点是这样会让某些病原微生物寄生，然后引起宝头皮感染，病原菌长驱直入，穿透没有骨结构的囟门，给宝捣鼓出脑膜炎啊、脑炎的……知道怕怕了？还不清洁宝的囟门去！

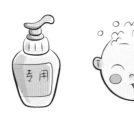

　　怎么清洁？洗澡时顺手的事儿，小南建议用小儿专用洗发液，那些个强碱肥皂留着爸爸慢慢用。这样才能避免刺激头皮、诱发湿疹或加重湿疹。妈妈保持一颗平常心就行，手指平置在囟门处轻轻揉洗，不要强力按压或强力挠抓，更不要用利器乱刮就行。

　　不过堆积久了的话，这坨"屎疙瘩"可不好对付。先把麻油或精制油蒸熟，再润湿浸透 2～3 小时，等污垢一变软，就用无菌棉球按照宝头发的生长方向擦掉。

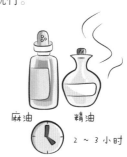

麻油　　精油

2～3 小时

不小心擦破了头皮？赶紧滴，酒精棉球消毒，以防感染。所以，轻轻地，轻轻地，轻轻地，重要的事情说三遍。一次洗不干净没关系，可以等下次再洗啊，不急。

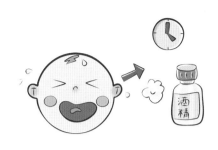

洗白白了，这才好看嘛。既然囟门杠杠滴重要，平时千万要注意，不能让尖锐的东西刺伤宝的囟门。

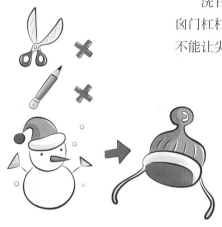

出去时，最好给宝戴上帽子，尤其是冬天，厚帽子一戴，既暖和又安全，还美美哒。

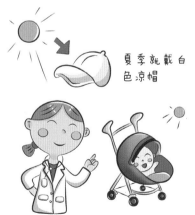

夏季就戴白色凉帽

嗯，秋冬季让宝晒 1～2 小时太阳，可以预防佝偻病，这点爸爸妈妈都知道。那夏天呢，最好在早晨或黄昏前后带宝出门，烈日直射囟门的行为必须拒绝，否则宝很容易中暑哒。

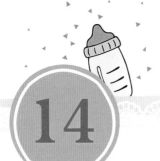

我的宝宝第 14 天

14

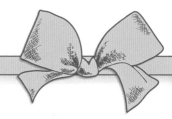

尿布疹，快走开！

刚出生的宝宝，小屁屁好光洁呀，爸爸妈妈赶紧多看几眼，因为这将是接下来的一年里，关于宝宝屁屁最美好的回忆了。

当尿布遇上皮肤，就难指望能和平共处，皮肤要阳光、要新鲜空气，尿布只负责洁净，别的一概不管。所以，不用尿布不洁净，一用尿布疹子就起，"硝烟"一起，就可怜了宝宝的小屁屁……

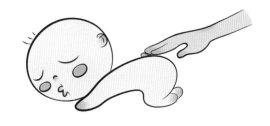

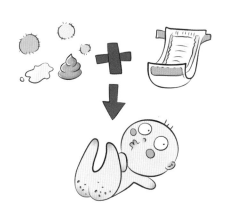

尿布疹是怎么来的?

娇嫩敏感的皮肤和尿尿、便便里的化学物质，在尿布里抬头不见低头见的，谁也不想看到谁，谁也避不开谁，摩擦自然起，尿布疹就乘虚而入，然后，细菌和真菌在潮湿的皮肤里繁殖，尿布疹就成群结队来了。

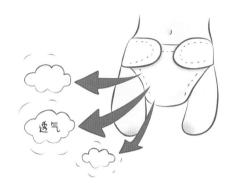

可见，多余的湿气和敏感的皮肤携手带来了尿布疹——湿度加大，皮肤的天然油脂就减少，潮湿的皮肤很容易因摩擦而受伤，天然屏障就形同虚设，这是外患。内忧呢，则是宝宝的腹股沟脂肪多，折叠的皮肤相互摩擦，窝里斗也给了尿布疹机会。

如何对付尿布疹?

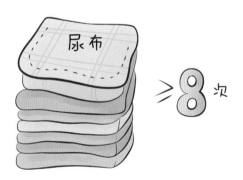

妈妈们首先想到的方法就是勤换尿布，只是，尿布换得再勤快，也会不小心中招，对付尿布疹得多管齐下才行。勤换尿布是必须的，一天至少换 8 次，宝宝的尿布疹会轻些。

每种纸尿裤都号称
能对付尿布疹，是骡子
是马拉出来遛遛，尿布
和各种纸尿裤都试试呗，
看谁效果最好。

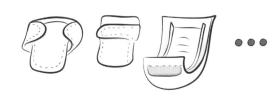

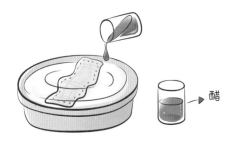

醋

洗尿布的时候往水里加
一点醋，能够中和尿布上的
碱性刺激物，从而减少对屁
屁的伤害。

每次换尿布时，都清洗一下宝
宝的小屁屁，用清水洗就可以，不
需要用香皂、浴液。擦便便的湿巾
也要多试几款，看看哪款适合宝宝。

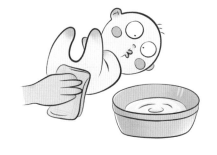

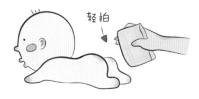

轻拍

小屁屁洗好了，用软毛巾或干
净尿布轻拍着吸干水分。要是少数
宝宝皮肤极度敏感，连软毛巾都不
行，那就只能电吹风上，调到最小档，
放 30 厘米远处，慢慢吹干小屁屁。

既然，尿布疹是尿布和皮肤之间大战的产物，偶尔去掉一个"战争源"也是好的，那就让宝宝偶尔露露小屁屁吧。关好门窗后，让宝宝享受10分钟的室内日光浴——把宝宝放在摊开的干净尿布上，尿布下面要垫上隔尿垫，要是宝宝再长大点，可以露着屁屁在室外阳光下打盹哦。

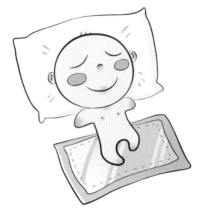

但是呢，平常还是穿尿布的时间多啊，那就只能想办法缓解尿布和皮肤之间的摩擦啦，比如用大一号的纸尿裤，塑料衬里往外折，柔软那部分贴着宝宝。要是宝宝腰间一溜儿尿布疹，那没啥说的，摩擦引起的呗。

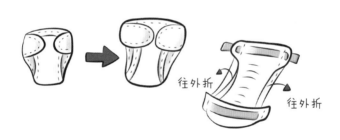

往外折

往外折

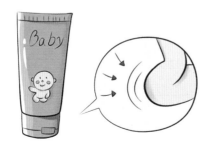

尿布疹一波接一波，这是要折腾妈妈的节奏呀。嗯，是时候打出隔离霜这张牌了。隔离霜？对，就是含氧化锌的那种，一旦小屁屁变红或有些异样，就涂抹吧，这样，宝宝的小屁屁上相当于多了层保护膜，一般的刺激和摩擦，都会被挡住哦。但是，爽身粉这种古老的护肤品，不仅没有隔离作用，还会添乱，不建议给宝宝使用。

　　自然了，母乳喂养的宝宝，尿布疹会轻一些，可总有母乳顾不上的时候啊。当宝宝的奶粉配方改变时，便便和尿液的成分也会发生变化，尿布疹也就跟着来了。世间万物，其实都是一环扣一环，宝宝的"入口"变化了，"出口"岂能不跟着变？

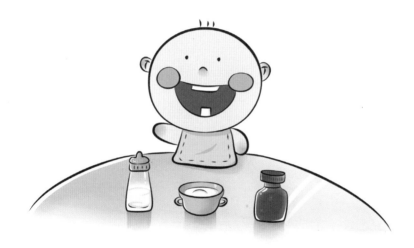

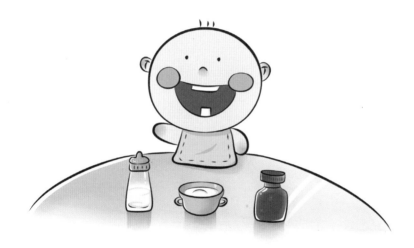
鱼小南
特别提示

　　　这个时期的宝宝，尿尿、便便次数非常多，而且大部分时间都躺着，所以，爸爸妈妈一定要勤快些，勤洗屁屁、勤换尿布，把屁屁的清洁工作做好是预防尿布疹必需的哦！

15

我的宝宝第 15 天

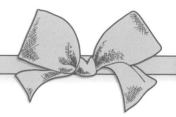

宝宝出生第 **16** 天

保护好宝宝娇嫩的皮肤

新生宝宝的皮肤非常娇嫩，而且细腻光滑，可谓人生中皮肤的巅峰时刻。要想让宝宝的皮肤一直好下去，那得好好保护才行。最起码，下面这些得做到呀！

宝宝的衣服一定要分开清洗。若是实在没有时间手洗，可以准备一个小洗衣机，专门负责清洗宝宝的衣物。

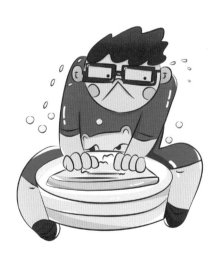

宝宝皮肤干燥的时候要涂抹润肤乳，选择润肤乳前千万不要忘记确认一下，含化学物品的、有添加香料的润肤乳要一律果断弃用，纯天然无添加的才和宝宝最般配哦。

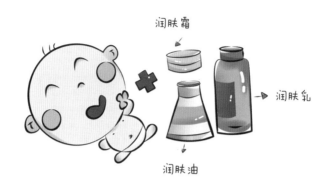

润肤霜

润肤乳

润肤油

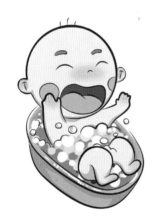

　　注意掌握好洗澡次数。夏季天气炎热，出汗较多，可以天天洗澡。秋冬季本来就比较干燥，若天天洗澡，会让皮肤的水分入不敷出。最偷懒的招儿，就是天冷了给宝宝少洗几次，反正也不会很脏，小南觉得一周 2 ~ 3 次足已，冬天的话可减至一周 1 ~ 2 次。

　　洗澡时要特别注意清洗宝宝的颈部、腋下、腹股沟、腘窝等褶皱处。洗完澡最好不要涂婴儿爽身粉，因为爽身粉会吸汗，易结块，对皮肤不好。

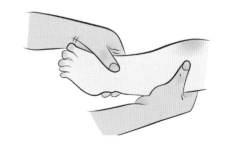

及时给宝宝修剪指甲，避免宝宝抓伤自己。

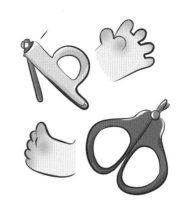

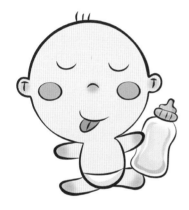

宝宝嘴巴周围弄脏时，妈妈应用柔软的湿毛巾擦干净，婴儿皮肤娇嫩，奶液若不及时擦掉，会引起口周的湿疹。

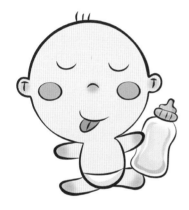

鱼小南
特别提示

很多新生宝宝的面部有黄白色的小点，直径约 1 毫米，这是新生儿粟粒疹。还有一些宝宝的头部、躯干及四肢有大小不等的多形红斑，这是新生儿红斑。这两种问题都会自己消失，不需要处理。爸爸妈妈千万不要乱抹东西，更不要用手去挤，虽然看着很揪心，但真的没事，放心好啦。

16

我的宝宝第 16 天

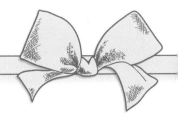

宝宝出生第17天

宝宝感冒不能轻视

新生宝宝体内有从母体带来的抗体，一般是不容易生病的。但是也有一些宝抵抗力比较弱，容易被病毒、细菌、支原体这些坏家伙欺负，第一次感冒、第一次腹泻、第一次……新生儿期的宝贝很多问题都是第一次出现呢，爸爸妈妈一定会慌的，别担心，小南来支招啦！

新生宝宝一旦出现感冒症状怎么办？嗯，去医院。呃，会不会太小题大做了呢？不会，因为新生儿的感冒症状很容易被误判，可能是更严重的疾病，如支气管炎、喉炎、肺炎等。所以呢，即使你的宝宝是二宝，爸爸妈妈也不要觉得自己很明白，每个宝都有自己的特点呢。

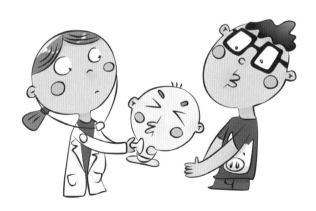

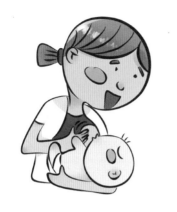

医生检查之后，确定是感冒，没有其他问题，那就可以放心了，回到家后就该爸爸妈妈上场了。让宝多休息，母乳喂养的宝可以多喂一点母乳。

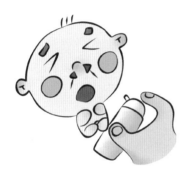

如果宝宝鼻塞，可以用生理盐水（滴鼻剂或者喷雾剂）帮助清理鼻腔。

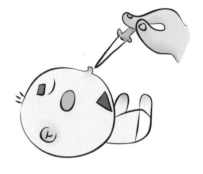

在每次喂奶前 15 ~ 20 分钟，用滴管滴两滴生理盐水到宝宝鼻腔里。

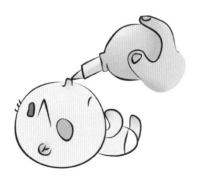

然后用吸鼻器吸出。切勿使用有药物成分的滴鼻剂，会导致药物吸收过量。

每天彻底清洁加湿器，防止细菌感染。

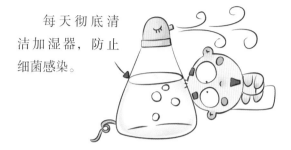

房间内使用冷雾加湿器也能使宝宝的鼻腔舒服些。

若宝宝发烧了，那就得退热。

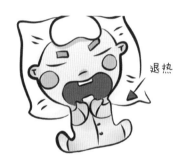

退热

适当减少衣服，超过 38.5℃，最多穿一件内衣。

退热贴
4～6小时
更换一次

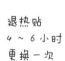

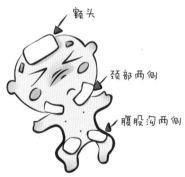

额头

颈部两侧

腹股沟两侧

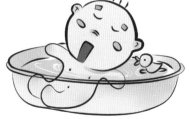

洗温水澡

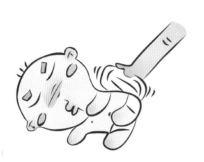

温水擦浴，连续用温水擦至少半小时。

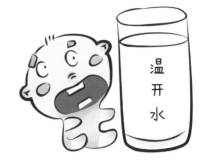

多喝温开水。

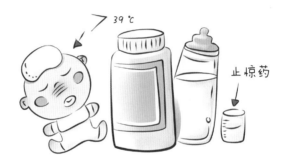

体温大于39℃，需要给宝宝用退烧药。若宝宝有热性惊厥史，体温大于37.4℃马上服用退烧药及止惊药。

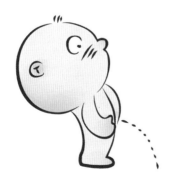

多尿尿，可从体内带走一部分热量。

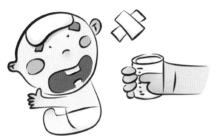
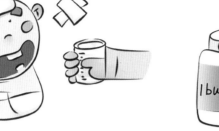

一般不建议一热就吃药。

对进口药一定要研究后再服用。

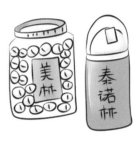

不要随便给 2 岁以下宝宝吃非处方感冒药，可能会有严重的副作用。

单一成分的解热药是安全的。

越小的宝宝感冒时越要注意预防肺炎，千万不能将新生儿的感冒与成人的感冒同样看待。一旦有什么风吹草动，还是不要嫌麻烦，去趟医院最保险。小宝宝房间的温度、湿度都要控制好，也不要给宝宝裹得太厚，出汗了更容易感冒哦！

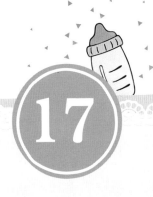

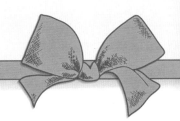

宝宝出生第 18 天

宝宝咳嗽怎么办？

　　小宝宝咳嗽起来很揪心，一咳就容易吐奶，爸爸妈妈看着特别心疼。治疗起来也不是单单止咳这么简单，因为咳嗽只是一个症状，不是一种疾病。引起咳嗽的原因有很多，感冒了会咳嗽，肺炎也会咳嗽，还有一种宝宝专属的会咳嗽的疾病叫百日咳。

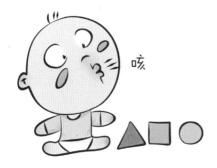

咳

　　如果宝宝就是有些小咳，吃得好、玩得好、睡得好，就不用担心，也不用马上看医生。

　　宝宝白天没问题，夜晚经常咳醒，这就需要看医生了。

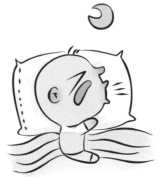

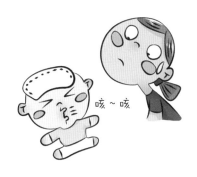

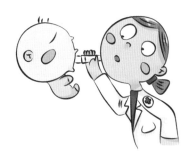

如果宝宝又发烧、又咳嗽，心跳加快，无精打采，需要马上看医生。

如果咳嗽两周未见好转，也要看医生。

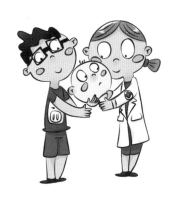

还要注意，咳嗽不一定是因为感冒，还有可能是因为过敏或支气管里有异物。

如果宝宝咳得很厉害，伴有发烧、咳浓痰、呼吸急促、呕吐等，且病情进展很快，要考虑是肺炎。

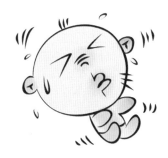

有种咳嗽听上去闷闷的，伴有呼吸急促、声音嘶哑，警惕是哮喘。

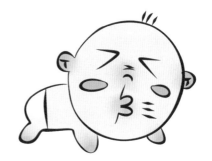

还有一种宝宝专属的疾病，叫百日咳。这种疾病病程很长，如果不治疗，咳嗽症状会持续 2 ~ 3 个月。而且百日咳还是一种传染性疾病，新生宝宝的百日咳治疗起来更为棘手。所以，预防百日咳就非常重要，百白破疫苗记得按时接种哦！

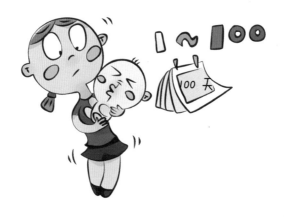

今天还要再强调一遍，新生儿对疾病的反应比较弱，有时候症状很轻，但已经发展为肺炎。所以，爸爸妈妈们一定要密切观察，遇到拿不准的情况，还是去一趟医院比较放心。

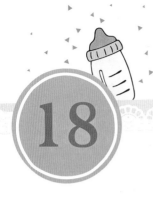

我的宝宝第 18 天

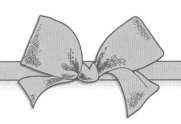

新生儿也会便秘哦！

在我们的印象中，宝宝出生后的第一个月应该是每天拉拉拉的节奏，很难想象这么小的宝也会受便秘之扰。但是，便秘真的会发生哦，今天就专门讲讲新生儿便秘这个事，以备爸爸妈妈参考。

新生儿的便秘不能用大人的标准来衡量，只要是宝宝大便干燥、排便不畅或失去正常的排便规律就是便秘。

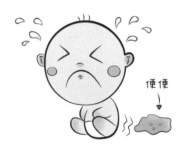

便便

一般情况下，新生宝宝多在出生 12 小时内排出胎粪，或延迟到 12 ~ 24 小时，还有极少数在 24 ~ 48 小时才开始排便。若出生 48 小时后还没开始排便，出现一过性低位肠梗阻症状，就是胎粪性便秘。这种便秘可用等渗温盐水灌肠，每次 15 ~ 30ml。也可用开塞露灌肠，每次 5ml，保留几分钟，一般能很快起效，大量胎粪排出后，症状就会缓解。

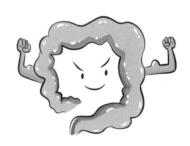

排完胎便之后发生的便秘，大多就跟吃有关了，得好好找找原因，"对症下药"才能解决问题。有一种较少见的便秘是肠道畸形导致的，这种就只能靠手术来治疗，在此不多叨叨。大部分的便秘还是饮食引起的，我们主要说说这种便秘。

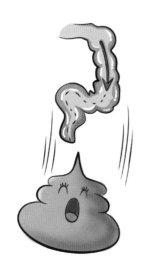

正常版的便便，是这样滴：食物经过消化进入肠道后，水和养分被吸收，废物就成了便便。

这样就行了？当然不是，想要成为软便，废物中得有足够的水分，肠道得不停地蠕动，这样便便才能慢慢排出体外。

便秘版的便便，是这样滴：哎呀，有个环节出错啦，是水分太少，还是肠道肌肉力量太弱呢？都有可能哦，嗯，谁肚子里塞了好几天的便便会舒服啊？

妈妈们必须揪出元凶来，新的食物？牛奶？比如，喝母乳的改喝奶粉了，喝奶粉的变成牛奶了，如果妈妈锁定是新的食物或牛奶，那就先恢复之前的饮食，可宝不能不吃奶粉呀……多换几种，总有一款适合宝，还要每天多喝一杯水哦。

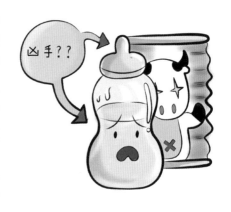

母乳喂养的新生宝宝便秘了，新手妈妈就要先检查一下自己的饮食了。此时妈妈应该

清淡饮食，多吃蔬菜水果，多喝水。嗯，你要知道，你不是一个人在吃饭，吃的不对，宝宝要抗议的呢。喝奶粉的宝呐，更简单，换个奶粉牌子呗，那些传说中吃了不上火、不便秘的品牌都试试，总能找到适合你家宝贝的那一款。

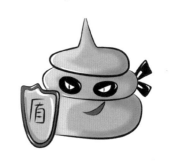

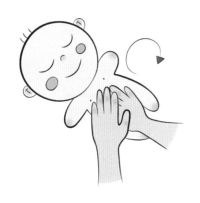

在改变饮食的同时呢，还有一个好用的方法，就是按摩啦。妈妈右手四指并拢，在孩子的脐周按顺时针方向轻轻推揉按摩，每次5分钟左右，这样既能帮助排便，又有帮助消化的作用。

宝从出生的那一刻起，就在不停地给我们制造小惊喜和小惊吓。有很多情况，爸爸妈妈没见过或者没听过，就会觉得很难理解。其实，宝宝们的身体和性情都是千差万别，不是所有的经验都可以借鉴。嗯，养娃路上，最不能停的，大概就是学习啦！

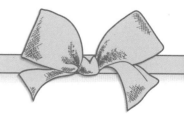

宝宝出生第 20 天

宝宝拉肚子啦！

说完便秘，再来说说腹泻。讲真滴，对于新生儿来说，腹泻比便秘要常见，尤其是喝奶粉的宝，一不小心就是拉个不停的节奏。今天，咱们就好好说说怎么预防和治疗宝宝腹泻。

新生儿期的宝宝，生活比较简单，腹泻原因还是好找的。也就是喂养不当、奶粉过敏、感冒、胃肠道感染这些，当然啦，有一些宝，天生就是便便次数多一些，只要宝宝精神好、吃奶好、体重增长正常，就不必担心。

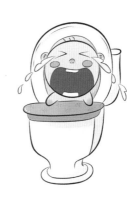

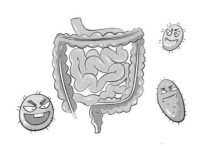

肠道内膜上有几百万个微小的突起，正常情况下，食物经过消化后，变成了糜状，能愉快地穿行，同时宝宝也吸收营养了；受到感染后，内膜和其中的消化酶自身难保，食物不经消化就被迫穿过去。

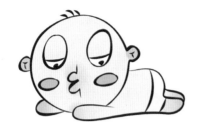

于是，便便就发生了改变——频繁，呈水样，有黏液，恶臭，甚至呈喷射状，偶尔还有血丝。这还不算，腹泻时，宝宝肛门周围通常还有粗糙的红色疹子，整个人也蔫蔫的。

以上这些，还算好对付，多喝水，饮食上小调整，基本就可以。怕的不是腹泻，是腹泻后的脱水。宝宝身体里，盐和水分之间的比例平衡，靠的是健康的肠道和肾脏。腹泻会破坏这种平衡，盐和水分哗啦啦流失，这叫脱水。要是宝宝呕吐了，更是雪上加霜。

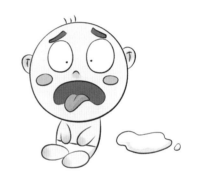

妈妈可以对照下，看宝宝属于哪种脱水：

轻度脱水

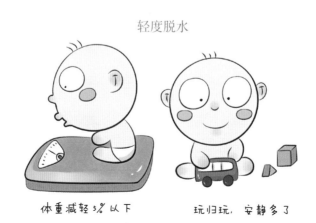

体重减轻5%以下　　　玩归玩，安静多了

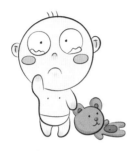

嘴部干燥，哭时眼泪少

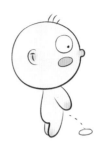

小便次数减少

中重度脱水

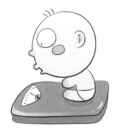

体重减少5%以上

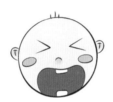

嘴部干燥，哭时没眼泪

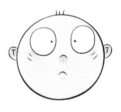

皮肤干燥，苍白，有褶皱

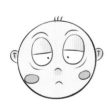

眼窝下陷

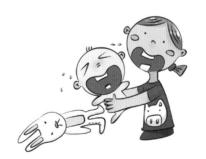

嗜睡或烦躁不安

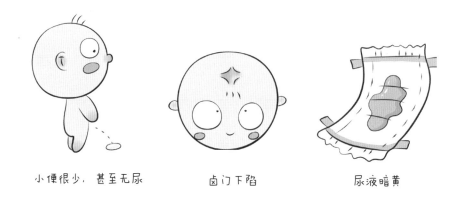

小便很少, 甚至无尿　　　　卤门下陷　　　　尿液暗黄

重点来了, 腹泻怎么破?

当然要先查清原因啦。

最近有没有改变宝宝的饮食? 奶瓶、奶嘴的消毒工作有没有做好? 宝宝的小手洗没洗干净?

如果宝宝没有其他症状, 只是大便性状改变、肛门周围出现红圈, 便便中也没有黏液和血丝, 那就是食物不耐受引起的, 恢复以前饮食并减少或去除可疑食物, 1 周内即可恢复。

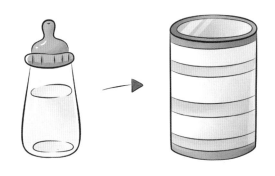

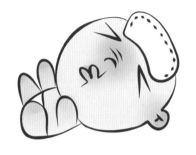

如果宝宝除了便便有问题，还伴有发烧等不适，那这腹泻很可能是被感染拖累的。

不过大部分腹泻还用不着派抗生素上场，除非医生要求。

轮状病毒，这号我们看不见的家伙，是大部分腹泻的凶手，尤其是秋末和冬天。看看它留下的烂摊子：大便酸臭，呈蛋花汤样，一般持续一周，通常还伴有发烧和呕吐。

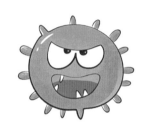

其他病毒，像诺沃克病毒、埃可病毒也在腹泻黑榜上。

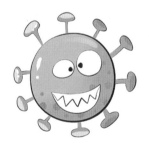

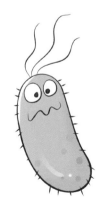

细菌，包括大肠杆菌、沙门菌等，也脱不了干系，腹泻时还可能伴有呕吐和发烧。一般便便中有血丝的话，那就可能是肠道细菌感染了。即便如此，也别动不动就用抗生素哦。

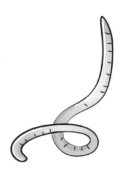

　　如果将来宝宝大了，爸爸妈妈带他出国旅行，还要考虑是否是寄生虫感染。寄生虫感染引起的腹泻，便便呈水样，持续时间比较长，多在两周以上。

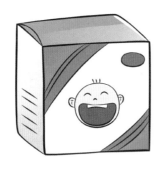

　　当然了，以上因素引起的腹泻，一般都有传染性哦。

　　那么，怎么判断宝宝腹泻和脱水严重否？
　　妈妈们的关注重点就是宝宝玩得开不开心、眼泪少不少。问题都不大的话，那就可以安心一点啦，只要注意观察便便、勤换尿布就可以了。

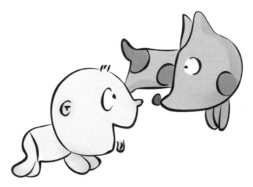

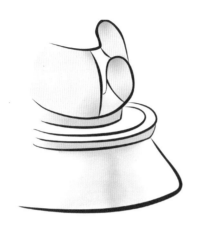

每天用最精准的体重秤给宝宝称一称。如果体重没有减轻，那就不必担心；呀，轻了5%，要注意了，轻度脱水很可能会奔向中度脱水，最好问问医生，体重掉得越快就越要担心，别小看这5%，一天之内掉的和一周之内掉的，区别大了去了，慢慢减那还好，要是嗖嗖嗖掉，就麻烦了；轻了10%，还是几天之内的事儿，脱水已经很严重了，马上去医院。

称完体重，再看看便便，要是次数越来越多，便便变绿、变稀，还呈喷射状，那就是加重了哦，尽快去医院看看吧。

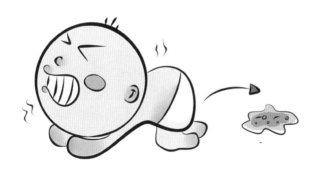

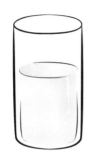

腹泻不可怕，怕的是脱水啊。现在宝脱水了，咋办？别怕，先上口服补液盐吧。口服补液盐是啥？没用过啊！没事儿，这个药不是处方药，药店就能买到，按照说明书上的比例兑上水，喂给宝宝，能够较快地纠正脱水。另外，里面还含有一部分葡萄糖哦。味道嘛，问宝宝，不要问我。

最好嘛，是用小勺子喂宝宝喝补液盐溶液，可以小口小口地喝，多喝几次。

要是宝宝喜欢用奶瓶喝，就每次喝平时配方奶量的一半，次数加倍。生病头一两天，每5分钟才能喝一两勺，也没关系，只要宝宝喝下去就行。每24小时内，每千克体重，至少补充 100 ~ 130ml 液体。举个例子，宝宝体重5千克，那每24小时就得至少喝下 500ml 的液体。

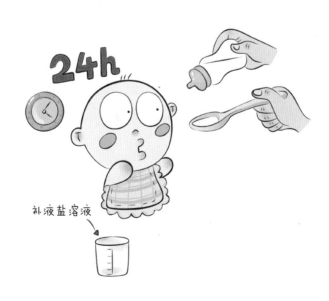

补液盐溶液

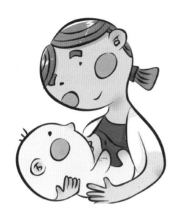

母乳喂养的宝宝好说，想喝多少喝多少，吮吸乳头也会觉得好受点，暂时拒绝母乳，那就补液盐溶液上。

要是腹泻的同时宝宝还吐，也可以吃母乳，就算奶水只在宝宝肚子里停留一二十分钟，身体也会吸收一部分，何况，吃母乳也没有什么危害。

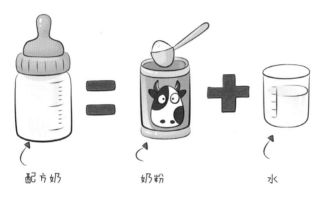

配方奶　　　　　奶粉　　　　　水

腹泻过，吐过，慢慢会好起来，一旦腹泻缓和，小南的建议是：给宝宝喝无乳糖奶粉或恢复正常母乳，大便正常后，再恢复正常的配方奶。

不同原因引起的腹泻以及不同程度的腹泻，处理办法都不同哦！所以宝宝若是拉肚子了，别急着止泻，先找到原因，再对症处理。另外，宝宝拉得多了，小屁屁很容易被牵累，所以一定要注意清洗，勤换尿布。腹泻还没好又起尿布疹，这就不好啦！

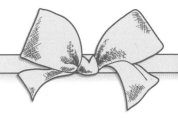

宝宝出生 第 21 天

对付湿疹要有耐心

当了爸爸妈妈的都知道，宝宝长湿疹是很常见的情况。湿疹呢，它是过敏性疾病，所以宝宝长湿疹了，我们首先要去找过敏原！环境、接触物、食物都会引起过敏，我们要仔细排查！

喝奶粉的宝最近是不是换了奶粉，喝母乳的宝的妈妈是不是尝试了新食物。如果都没有，再想想，宝宝的床单、被子、枕头及其他接触过的东西有没有问题。还有，家里是否有花或动物，是不是晒太阳会加重，是不是穿太多或太少，呃，总之，能想到的都排查一下，经过这么几次，你就知道你家宝宝到底是对什么过敏了。再就是，过敏性疾病是会遗传的呢，宝爸宝妈也要想想自己有没有对哪种东西过敏呢。

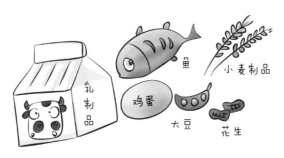

乳制品　鱼　小麦制品　鸡蛋　大豆　花生

6 种常见过敏原

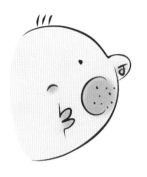

生后 1 ~ 3 个月是湿疹的高发期，6 个月以后逐渐减轻，1 ~ 2 岁以后大部分宝宝就不会长湿疹了。胖宝宝和瘦宝宝的疹子还不一样，胖宝宝的脸上容易长水疱，爸爸妈妈一定要看住，若是宝宝自己抓破了，很容易感染的。瘦宝宝则多为密集小丘疹，一般不会有水疱。

若宝宝长湿疹了，需要注意以下事项：

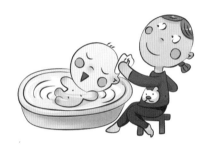

洗澡时水温不要太高，温水就可以。

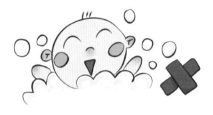

不要让宝宝洗泡泡浴。要使用低敏沐浴乳、无香味保湿香皂。

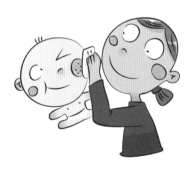

擦脸时要用毛巾轻拍皮肤，不要摩擦。

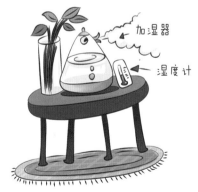

家里湿度需要保持在 40% 左右。

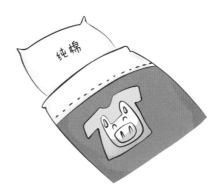

给宝宝准备纯棉被褥、床单，
衣服要选纯棉的哦！

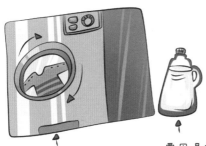

新衣服穿前要先洗

要用温和、无香味的洗涤剂，不要
用柔顺剂

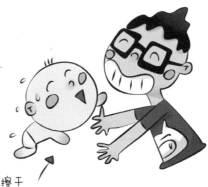

宝宝出汗后要及时把汗水擦干

嗯，宝宝长了湿疹，就要按照上面说的护理。那怎么才能预防宝宝长湿疹呢？还是得从过敏原处下手啊。最常见的过敏原还是食物，喝奶粉的宝就换水解蛋白奶粉试试，吃母乳的宝就要看看妈妈添加了什么新食物，像鱼啊、虾啊，都是很常见的致敏食物哦。一次找不到，两次，一吃这个宝就长湿疹，这下妈妈就明白了吧。

排除了食物，就再去找衣物、环境，一个个排查，总能把"凶手"揪出来。找到"凶手"就好办了，惹不起，我们还躲不起嘛，嘿嘿！

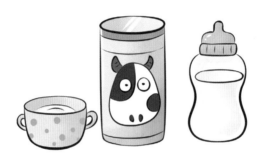

湿疹长在宝宝脸上，痒在妈妈心里。特别是那些隔三差五就要长一波的宝，妈妈心里就更纠结了。但婴儿湿疹真是急不得的问题，只能避免过敏原的同时加强皮肤护理。令人欣慰的是，3 个月之后湿疹就会逐渐好转，6 个月之后就比较少见了。你看吧，时间总是能解决所有烦恼，爸爸妈妈放宽心啦！

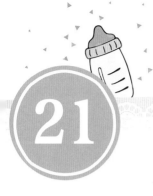

我的宝宝第 21 天

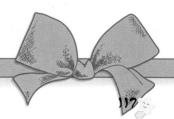

宝没有哭，只是眼泪多

宝宝一双水汪汪的大眼睛，妈妈看着很开心。可是，眼泪越来越多，还有眼屎，这可怎么办？引起这种情况的原因有很多，爸爸妈妈要仔细排查哦！

最近，宝宝老是泪眼汪汪、眼屎超多。

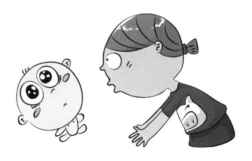

1. 情感表达

当然，眼泪有它的使命，但是太多就不好啦！

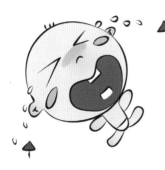

2. 对眼球表面湿润杀毒

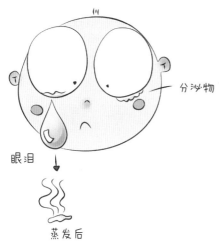

分泌物

眼泪

蒸发后

眼泪中的水分蒸发后，便形成白色、浅黄色的分泌物。

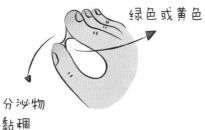

绿色或黄色

分泌物黏稠

只要分泌物不是很黏稠，也不是绿色或黄色，结膜也不红，就不用太紧张，反之，请务必就医。

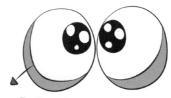

结膜（白眼球）发红

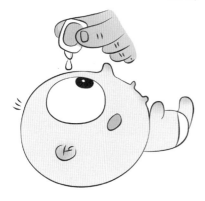

爸爸妈妈一定不要擅自给宝宝用含抗生素的眼药水或眼药膏。

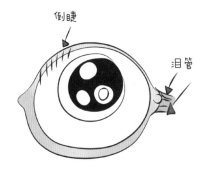
倒睫

泪管

引起宝宝眼泪多、眼屎多的常见原因是泪管不畅和倒睫。新生儿鼻泪管较短，开口部的瓣膜发育不全，使眼泪无法顺利排出。这个时期的睫毛容易向内生长，眼球受到刺激也会出现眼泪增多、眼屎增多。这两个问题都会随着宝宝的成长逐渐消失，爸爸妈妈只要耐心等待、好好护理就好。

宝宝感冒时，鼻腔阻塞会加重泪管不畅，这时只要缓解鼻部阻塞就能缓解眼泪多、分泌物多的情况。

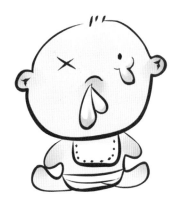

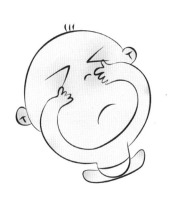

如果宝宝老是揉眼睛，眼泪也多，爸爸妈妈要好好观察一下宝宝的睫毛，可能是因为倒睫哦。

爸爸妈妈要及时给宝宝清理眼部的分泌物，这是预防继发细菌感染的好办法。

日常护理步骤如下：

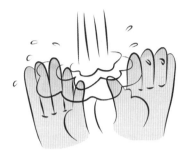

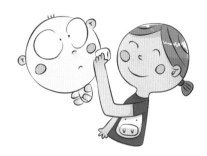

❶ 将双手清洗干净，防止手上的病原微生物引起宝宝眼部感染。

❷ 用温水沾湿脱脂棉球或一次性纱布湿敷眼睛。

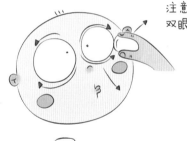

注意：要用不同的棉球、纱布擦拭双眼，以防眼部细菌交叉感染

❸ 从内眼角向外眼角擦拭清除分泌物。

生理盐水

❹ 最后可以用生理盐水冲洗下眼睛。

鱼小南特别提示

"眼睛是心灵的窗户"，可要好好呵护呢。宝宝出现的大部分情况呢，都是发育不成熟引起的，这个不用担心。偶尔也有感染的发生，爸爸妈妈要注意观察，发现不妥就要赶紧去医院哦。

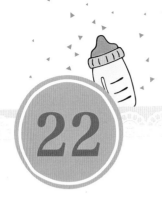

我的宝宝第 22 天

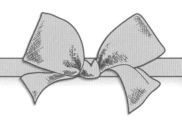

宝宝出生 第 23 天

你听懂宝的哭声了吗?

宝宝来到爸爸妈妈身边也有一些日子了, 爸爸妈妈对这个小肉肉也是越来越了解了。有的爸爸妈妈已经能够从宝宝的哭声里分辨出宝是饿了还是便便了, 有了这项技能可是事半功倍呢。

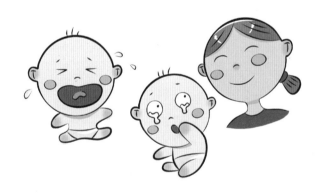

新生宝宝不会说话, 能做的动作也非常少, 所以哭就是他们表达自己需求的方式。爸爸妈妈听到哭声可能会觉得心烦, 但是大多数情况下宝宝都是有原因地哭, 爸爸妈妈一定要及时回应, 满足宝宝的需求。

爸爸妈妈听到最多的哭声应该是宝宝饿了要求吃奶的哭声。这种哭声往往很有节奏，有的宝宝还会发出类似"饿啊饿啊"的声音，妈妈听了还以为宝宝在说话，其实这只是一种无意识的发音。当妈妈用手指触碰宝宝面颊时，宝宝会立刻转过头来，并做出吸吮动作。若把手拿开，不给吃奶，宝宝会哭得更厉害。给宝宝喂上奶，哭声就会立即停止，宝宝吃饱后还会露出满足的笑容。

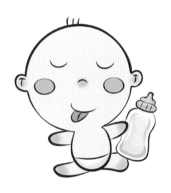

同样常见的就是宝宝大小便后的啼哭，宝宝在告诉妈妈"我尿尿/拉臭臭了，不舒服，快来帮我换尿布"。这种哭声一般不那么强烈，通常也没有眼泪，哭的时候小腿蹬来蹬去。妈妈给宝宝换上干净的尿布后，宝宝就不哭了。宝宝刚睡醒的时候和吃奶后是尿尿的常规时间，所以爸爸妈妈如果在这时听到这样的哭声，那就要看一看尿布啦！

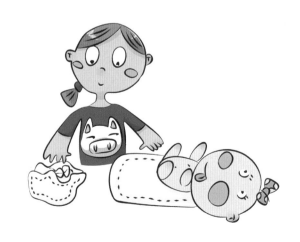

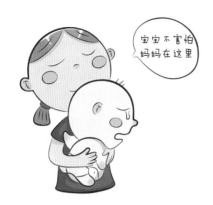

宝宝不害怕妈妈在这里

再有就是惊吓引起的啼哭，这种哭声比较尖锐，还常伴有嚎叫。当宝在黑夜里醒来或听到突然的巨大声响时，就会"哇"地大哭起来。这时候妈妈要赶紧抱起宝宝，安抚宝宝，让宝宝知道妈妈在这里，不用怕。

随着宝贝一天天长大，小心眼也多起来，宝宝会发出"求抱抱"的哭声。这种哭声比较柔和，伴随着哼哼唧唧，宝宝的身体也扭来扭去。看见妈妈来了，就不哭了。这时，妈妈若逗逗宝宝、和宝宝说说话，宝宝会很开心。

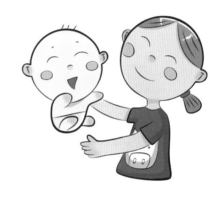

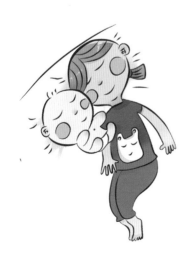

宝宝困了又睡不着的时候也会哭，也就是我们常说的"闹觉"。宝宝的哭声里带着烦躁，满脸的疲倦，很容易分辨。通常是家里人比较多，噪声比较大，或者天气炎热的情况下容易出现。这时妈妈要将宝宝带到安静、舒适的房间里，让宝宝美美地睡一觉就好啦！

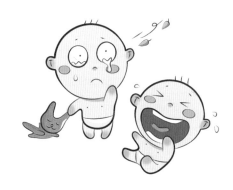

另外，宝宝热了、冷了、不开心了都会哭，甚至无聊了也会哭几声。跟宝贝相处得越久，你就越能听懂这些哭声。

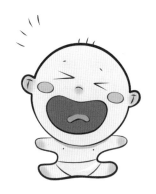

肠绞痛引起的啼哭，持续时间比较长，前面我们也介绍过。肠绞痛的宝宝看着就让人心疼，每天傍晚就开始，要哭闹一两个小时甚至更久，直至在疲惫中睡去。起初几次，爸爸妈妈会比较心慌，慢慢时间长了就知道是肠绞痛在作怪。

画小宝
特别提示

可能还是有爸爸妈妈会考虑"宝宝哭了要不要抱"这个问题，不过，在考虑这个问题前，你要先知道你家宝贝是为什么在哭。饿了总是要喂，便便了就要换尿布，身体不舒服了就要带去医院检查。至于宝宝偶尔撒娇求抱抱，满足一下宝宝又能怎么样呢？给宝贝安全感，让他感受到爸爸妈妈的爱，不好吗？非要训练出一个不会哭的宝宝，这样真的好吗？

23

我的宝宝第 23 天

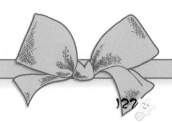

宝宝出生第24天

保护好宝宝的粮仓

对于吃母乳的宝宝来说，妈妈的乳房就是他们的粮仓。若是粮仓出了问题，宝宝就要饿肚子了，所以妈妈们一定要注意保护乳房。哺乳期间最容易出现的问题就是乳头皲裂、乳腺炎，从宝宝出生起我们就要有意识地去避免这些问题的出现。

正确哺喂

宝宝刚出生的时候还不能正确地掌握吃奶技巧，妈妈也没有经验，两个人需要磨合一段时间。这时候妈妈一定要注意纠正宝宝，让宝宝吃奶时张大口将乳头及乳晕都含进去，千万不能只含乳头，否则乳头很快就会出现裂伤。

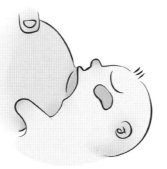

再次检查宝宝含吮的姿势是否正确

注意乳房卫生

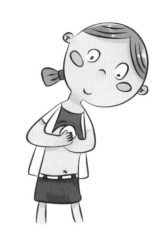

喂奶前，先用温热毛巾擦一擦乳头及乳晕周围；喂奶后用干净的软布吸干乳头表面的奶液，使乳头保持干燥。溢乳严重的妈妈要勤换防溢乳垫。

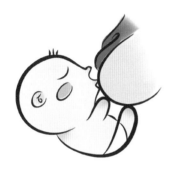

勤哺喂

有规律的哺乳可以有效舒缓乳房肿胀，同时对宝宝也很有好处，喂得勤比每次喂的时间长更有助于乳汁分泌和保护乳房。

乳头皲裂的治疗

一旦出现乳头皲裂，妈妈就要受苦了，那个疼也是难以想象的。疼归疼，还是建议坚持哺喂，因为真的停止哺乳的话，后续的事情也是很麻烦的。妈妈可以在乳头涂抹羊毛脂，促进伤口的愈合。裂伤严

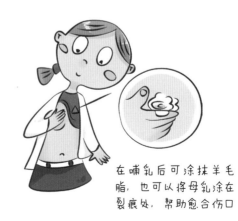

在哺乳后可涂抹羊毛脂，也可以将母乳涂在裂痕处，帮助愈合伤口

重的话，可以戴上乳头帽哺喂。戴乳头帽哺喂能够减轻疼痛，但是时间长了，也容易引起宝宝对乳头的混淆，再换到直接哺喂时会有一些小麻烦。所以，预防很重要啊，再次确认一下宝宝吸吮的姿势是否正确吧。

涨奶的处理

出现涨奶的时候，妈妈要将乳汁挤出，可以先用吸奶器吸，等到吸奶器吸不出的时候再用手挤。下面给妈妈们演示一下挤奶的手法哦。

放

妈妈将拇指、食指和中指分别放在乳头后面2.5～4厘米处，当然，每个人乳晕大小不同，只要手指所在之处是乳晕外围即可。手要像图示的这样，拇指在乳头上方，另外两个手指在乳头下方，形成一个"C"字，手指所在处的下面，就是储存乳汁的乳窦。

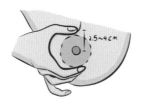

推

放好了，就要朝着胸部方向直推，这个时候，妈妈的手指千万不要分开哦，如果乳房比较大，妈妈先向上托起，再向胸部方向直推。

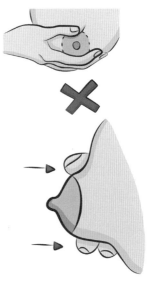

转

拇指和另外两个手指向前转动，对，是要像压出指纹一样，妈妈们放心，手指的转动可以按压和清空乳窦，不会伤害乳房组织的，只要仔细看图示中指甲位置的移动就行。

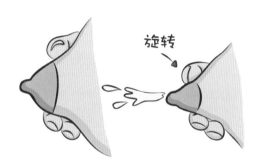

旋转

放，推，转；放，推，转……对了，就这样，有节奏地重复，乳汁就会从乳窦中探出头来。

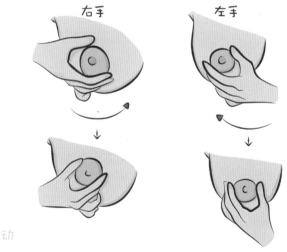

右手　　　　左手

转动

妈妈转动拇指和另外两个手指的位置，去挤其他乳窦中的乳汁，每侧乳房都应该两手都用到（看图示）。

为了宝宝的粮仓，也为了自己，妈妈们一定要避免这些动作：

❶ 不要挤压乳房——会造成乳房瘀伤哒；

❷ 不要拉扯乳头和乳房——会造成组织损伤哒；

❸ 不要揉搓乳房——会造成皮肤灼痛哒。

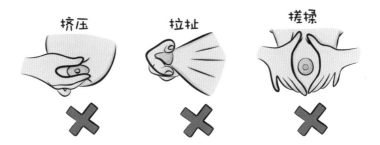

挤压　　　　拉扯　　　　搓揉

🌀 乳腺炎

如果不注意乳头卫生或者涨奶处理不及时，就容易引发乳腺炎。妈妈可能会发热，乳房局部会有肿块、胀痛或刺痛。这时候就要去医院了，由医生来判断需不需要用药以及用什么药，妈妈自己在家可以热敷、按摩。只要症状不是特别严重，乳汁中没有脓液，还是建议继续喂奶。

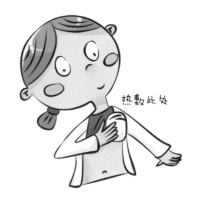

热敷此处

鱼小南
特别提示

哺乳是一场持续 1 年甚至 2 年的战役，保护好乳房才能取得这场持久战的胜利。一旦出现乳头皲裂、乳腺炎等情况，妈妈要受苦，哺乳也无法顺利进行。所以，工作还是要做到前面，从孕期开始就要注意保护好乳房，这样才能开开心心地喂奶哦！

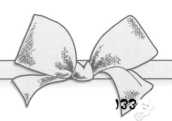

哺乳期妈妈也可以用药

哺乳期的妈妈伤不起，一个人要吃两个人的饭，所以妈妈们都是格外小心，带点刺激性的食物都不敢吃，更何况是药物了。有点小感冒什么的都是自己强忍着，为了宝宝，妈妈都是很拼的。这一点，小南可以肯定地说，大部分药物会进入母乳，但是，转折来啦——量很少，通常只有妈妈服用剂量的1%左右。所以，哺乳期的妈妈们，还是能安全服药滴，只要注意下面这些细节即可。

吃药前妈妈需要考虑这几个问题：

● 是否真的要吃药？比如感冒，能不能通过多喝水、多休息来取代吃药呢？

● 必须吃药的话，能不能用单一成分而非复合成分的感冒药呢？

● 这种药对宝宝有伤害吗？

● 这种药会减少母乳分泌吗？

● 有没有同样有效但更安全的治疗方法？

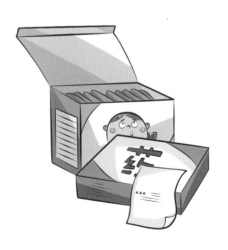

● 能不能把服药和哺乳的时间错开，减少进入宝宝体内的药物剂量？

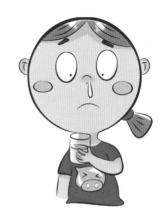

如果有些病情需要做某项检查，比如 X 线检查，妈妈们在身体允许的情况下，可以采取"拖延"政策，延迟几个月甚至几周都会对宝宝有好处。越小的宝，对母乳依赖性越强，免疫系统也越弱，受药物、检查的影响也越大。

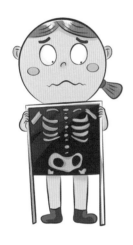

妈妈也是吃五谷杂粮的，生病难以避免。好在这年头，科技发达了，治疗也会有那么一点选择的权利。比如药物方面，尽量选择那些不容易进入母乳的药物，也就是最好不要经过血液，像外用药膏治疗皮肤感染、吸入式药剂对付哮喘或支气管炎，都是防止药物进入母乳的好办法。

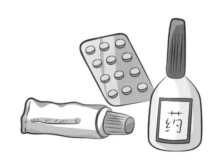

还有哦，药效时间短的药物（一天服用3～4次）比药效时间长的药物（一天服用1～2次）要安全一些，妈妈们要记住哦。

呃，必须要吃药的话，也别谈药色变，先问问医生，什么时间药物在血液中浓度最高，这也意味着在母乳中的浓度最高呀，果断避开。一般来说，大多数药物在服用后的1～3小时内达到血药浓度最高值，6小时后差不多完全代谢。所以，妈妈们知道该怎么做了吧？

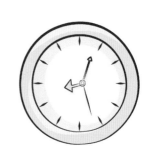

也就是说，妈妈们可以在吃药和哺乳之间打个时间差：

在服药前喂奶；在宝宝最长一轮睡眠前服药，即晚上最后一次喂奶后；宝要是在接下来的3～6小时内要吃奶，也不怕，事先存好母乳或奶粉，妈妈就放心吃药吧。

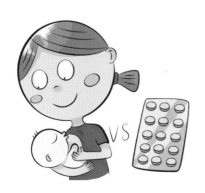

当然啦，若是普通小感冒，症状不重、也没高热啥的，最佳办法就是多喝水、多休息。这种自限性疾病，很多时候就是跟我们耗呢，反正吃药1周好，不吃药7天好，当然是能不吃药就不吃呗。

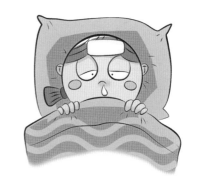

感冒的妈妈最纠结的就是要不要继续给宝宝喂奶了。其实，妈妈和宝宝亲密接触着，就算不哺乳也容易把感冒传染给宝宝，可人体就是这么神奇，妈妈坚持哺乳，体内产生的抗体会通过乳汁传递给宝宝，宝宝有了妈妈产生的抗体后，反而不容易感冒，就算感冒了也不会很严重。所以，正在感冒的哺乳期妈妈，只要勤洗手、戴口罩，放心大胆地哺乳吧。发热的妈妈再等等，等体温正常再哺乳吧！

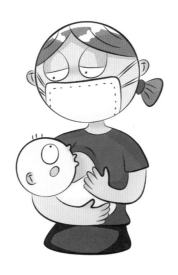

上面这些，小南只是针对常规情况提的建议，妈妈们不必当成教科书，严格按照那些时间来。宝的吃奶方式和药物种类不同，具体的时间安排也不同哦。妈妈们可以具体问问医生，再来定夺最佳服药时间。总之，喂奶固然重要，妈妈的身体也同样重要哦！

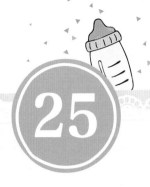

我的宝宝第 25 天

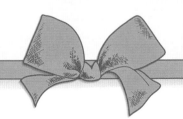

做美美的妈妈

宝宝出生快一个月啦，妈妈也已经适应有娃的生活了吧。经过这段时间的磨合，日子又开始有条不紊起来。稍稍喘口气的妈妈，是不是在计划怎样恢复好身材呐。你看看，小南总是能想到你的心里，这不，产后身材恢复计划妥妥地准备好啦！

当妈快一个月了，要说点儿什么不如意的，很多妈妈会有点尴尬：脸大了，腿粗了，最头疼的还是这小肚子——一看就是生过娃的女人呀。对，怀孕期间呢，妈妈和宝宝确实需要脂肪，可产后肚子上的脂肪不仅影响美观，还影响着妈妈的健康。嗯，还是跟脂肪们早点说再见吧。

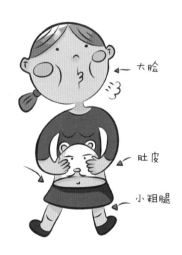

大脸

肚皮

小粗腿

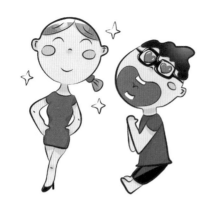

"可不是，做梦都想孕前的曲线能回来……"看着孕前的照片，再低头看看小肚子，相信爱美的妈妈们一定不愿意这样哦，那就别偷懒，跟着小南动起来吧！

减肥这事急不得，妈妈们再怎么想恢复身材，也要先把身体养好，影响了子宫恢复和手术切口愈合就不行啦！尤其是哺乳期的妈妈，摄入的热量要满足自身和宝宝的需求。

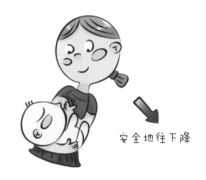

安全地往下降

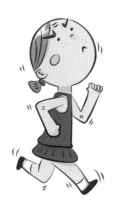

所以，妈妈减肥的同时也要摄入足够的热量，以防自己和宝宝营养不良，体重过重的，可以适当减少点。

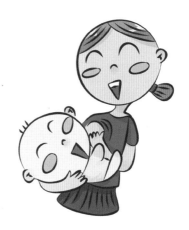

吃少了营养跟不上，吃多了又要长肉肉。嗯，这个度不好把握。

妈妈们要问了：到底该怎么办呢?

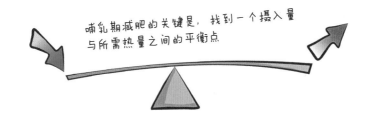

哺乳期减肥的关键是，找到一个摄入量与所需热量之间的平衡点

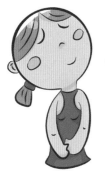

2000千卡

小南建议，哺乳期的妈妈，每天至少摄入 2000 千卡热量，同时保持饮食均衡。如果摄入热量太低，影响了妈妈的健康状况，就得不偿失了。

减肥嘛，从来就不是一蹴而就的事，讲究的是循序渐进，一般来说，按照每个月减掉 1 千克左右的速度进行比较合适，体重超重的可以多一点，偏轻或准备再次怀孕的，适当减少一点。

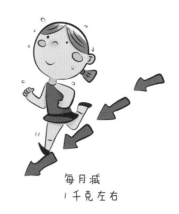

每月减
1 千克左右

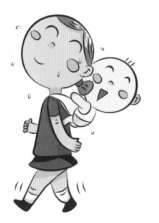

　　至于做啥运动嘛，小南喜欢快走和慢跑，你们呢？当然，也不是非要专门去跑步、游泳这些，日常生活中的一些小事也能当运动哦，抱着宝宝在房间里走走或背着宝宝出去散散步都能消耗热量。

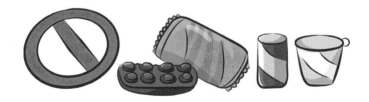

　　千万要注意，别这边锻炼了，那边管不住嘴，一块巧克力饼干或一点垃圾食品，足以让锻炼成果付诸东流。数字更直观，散步一小时减少 400 千卡，馋嘴直接拉回 500 千卡，亏大发了。

妈妈们在运动前，可以给宝宝喂个奶，这样宝宝饱了，你运动起来胸部会更舒服。

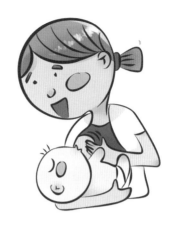

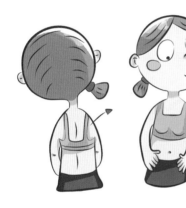

运动前记得换上运动内衣，用上防溢乳垫。没办法，哺乳期的人嘛，干什么都得注意保护好宝宝的粮仓。

妈妈们一定要注意循序渐进，先从小的运动量开始，不要让自己太疲劳。如果恶露增多，一定要暂停，等恢复正常后再开始。慢慢摸索一阵，运动强度适宜，母乳量足，体重也在慢慢下降，那就是找到了适合自己的平衡点，继续锻炼下去就好。

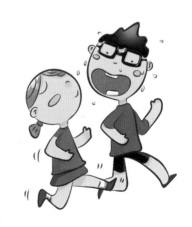

总之，每天 2000 千卡的基本消耗，配合 1 小时的锻炼，哺乳期的妈妈们一般每月能减 1 ~ 1.8 千克体重，嗯，这是宝宝和母乳喂养的妈妈都能接受的安全范畴。

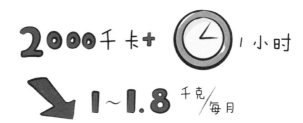

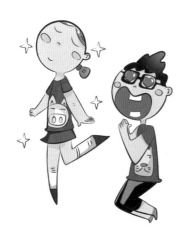

女人的爱美之心不会因为做了妈妈就改变，即便是妈妈了，我们也要做美美的妈妈呀。虽然月子里有些忙乱，但产后恢复这个事，妈妈们肯定都记着呢。

不过，好身材和罗马一样，都不是一朝一夕得来的，需要一点耐心，一点坚持。产后 6 周尽量多休息，除了凯格尔运动，别的运动先缓缓。因为，产后的这段时间，身体在慢慢的恢复中，日常活动已经足够。顺产的妈妈，先重点关注盆底肌的锻炼，剖宫产的妈妈先让手术切口长好，尽量别做牵拉切口的动作。

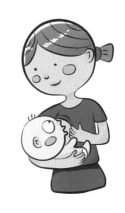

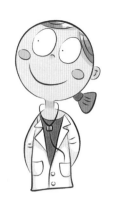

还有很重要的一点，一定要听医生的，尤其是剖宫产的妈妈。如果医生建议暂时先别运动，就不要难为自己，如果医生建议可以增加某些锻炼，也别躺着不动。

小南接下来给妈妈们介绍几个比较安全的运动方法，这些运动都要慢慢来，不必追求运动强度，每天坚持就好。

凯格尔运动

下面，小南就先说说这个凯格尔运动。由于怀孕时激素的影响及分娩时的牵拉，妈妈们的盆底肌力量大不如前，很多妈妈都有产后尿失禁的问题。这项运动可以锻炼盆底肌，特别适合产后的妈妈们。

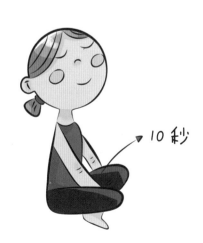

10秒

而且，这个运动特别简单。收紧尿道、阴道和肛门（如果不确定，可以等到想要小便的时候憋尿，找一下这个感觉），坚持10秒，然后放松，10次为一组，每天做三组。是不是马上就学会了？坐着、站着、躺着都行，关键是要坚持。这个运动不能起到立竿见影的效果，需要坚持一段时间才能见效，妈妈们一定要沉住气。

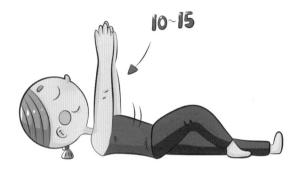

　　妈妈们平躺在床上或垫子上，两臂左右平伸，然后上举至两掌相遇，再放回身体两侧，重复 10 ~ 15 次。注意这个过程中手臂要保持平直，不要弯曲。

仰卧起坐

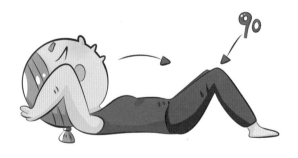

　　妈妈们平躺在床上或垫子上，双手抱住头部后方，双腿膝盖弯曲，大腿与小腿成 90 度，接着腰腹部用力将上半身撑起来，再躺下，这样不断重复。妈妈们可以根据自己的情况，先少做几次，慢慢体力恢复了再增加次数。

臀部运动

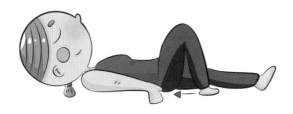

妈妈们平躺在床上或垫子上，将一腿抬起，使足部贴近臀部，然后伸直全腿放下。左右腿交替，重复这个动作。每条腿重复 10 ~ 15 次。

腿部运动

仰卧，双膝弯曲，一条腿往胸部方向抬升，尽量往头顶方向拉伸，同时另一条腿保持弯曲。同样，你可以练习在让一条腿伸直的情况下往上抬腿或往下降的动作。记住，也是动作维持5秒，每条腿重复10次。

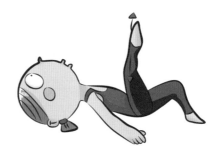

以上这几项运动，妈妈们可以根据自身情况每天做一组或两组。

鱼小南特别提示

自从宝宝出生，妈妈就一心扑在宝宝身上了吧？照顾这个小人固然是妈妈最重要的一项工作，但是带娃绝对不是妈妈们生活的全部哦！永远都要记得，我们首先是自己，然后才是宝宝的妈妈！做一个美美的妈妈吧，宝宝也会为有你这样的妈妈而自豪！

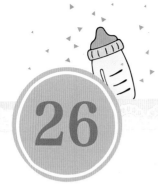

我的宝宝第 26 天

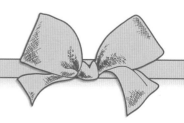

宝宝出生 第 27 天

到底怎样补钙？

自从有了娃之后，妈妈们会格外关注补钙这件事，只是，关注着关注着，往往就关注歪了，动辄就说宝缺钙，然后各种偏方地补，好吧，小南看不下去了，今天就有必要先说明白，免得后面都补错喽。

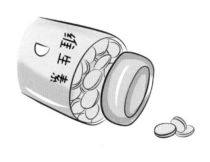

爸爸妈妈热衷于给宝宝补钙，其实是担心宝会患佝偻病。缺钙只是这个病的表现，佝偻病的根源在于缺乏维生素 D，佝偻病的全称叫作"维生素 D 缺乏性佝偻病"。所以，补钙的关键是补充维生素 D。

2 周至 2 岁

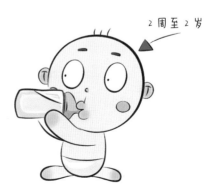

甭管母乳喂养还是配方奶喂养的宝，出生后 2 周开始，每天摄入维生素 D，得有个 400IU，至少到 2 岁。

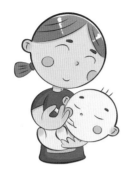

如果是早产儿、低出生体重儿、双胎儿,上述那点量是不够滴,这些宝,一出生就要补充维生素 D,而且量还得达到每天 800IU,3 个月后降到每天 400IU。

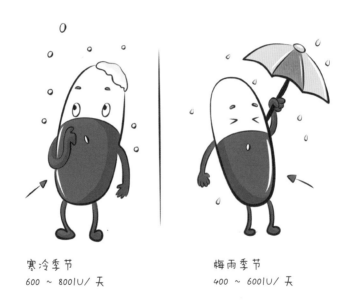

寒冷季节
600 ～ 800IU／天

梅雨季节
400 ～ 600IU／天

特别冷的冬天,可以适当增加剂量,像北方的冬天,补充到每天 600 ～ 800IU,南方的梅雨季节,也可以增加到 400 ～ 600IU。

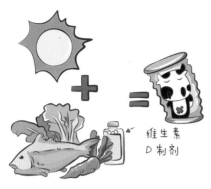

维生素 D 制剂

当然啦，这个 400IU 的维生素 D，不是说必须额外补充这么多，像食物、日光照射、维生素 D 制剂、维生素 D 强化食品中的维生素 D，加起来的总量够 400IU 就好啦，这很容易达到，妈妈不必给自己太多压力。要是宝摄入的配方奶量每天能有 1000ml，也不用额外补充维生素 D 啦。

不过，既然阳光是最好的帮手，这种免费的福利，为什么不享受呢？爸爸妈妈尽早带着宝接触阳光吧，每天 1 ~ 2 小时，让宝的头部、面部以及小手小脚尽情享受阳光，嗯，或者是说吸收大自然的精华。

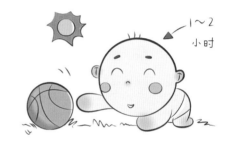

1 ~ 2 小时

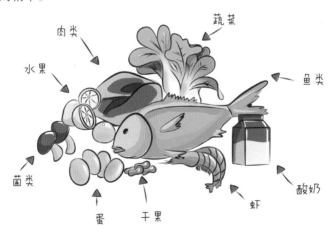

蔬菜

肉类

水果

鱼类

菌类

蛋　干果　　虾

酸奶

母乳喂养的妈妈要注意均衡饮食，多补充含钙丰富的食物，像蛋类、鱼类、奶制品等。妈妈多摄入钙，母乳中才能含钙丰富哦！

如果妈妈本身血中维生素 D_3 浓度低，刚好又处在秋冬季，为了宝也为了自己，每天适当补充维生素 D，最好是 400 ～ 800IU。

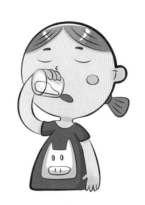

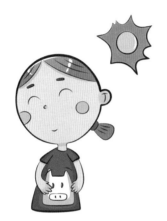

宝宝慢慢长大了，可能会遇到"枕秃"、夜间易醒等问题，这时候妈妈又开始不淡定了，又要考虑宝是不是缺钙了，要不要补充钙剂这个问题。这些表现也不一定就是缺钙引起的，至于宝要不要补充钙剂，一定要听医生的话。

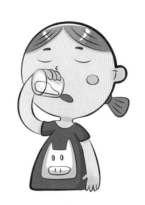

现在很多妈妈都知道"枕秃"是宝宝缺钙的一个表现，但并不是有"枕秃"就是缺钙。"枕秃"是宝宝的头部与床摩擦导致的，所有导致宝宝睡不好的原因都会引发"枕秃"。所以说，不要轻易地给孩子扣上缺钙的帽子。一般情况下，吃母乳的宝宝 3 个月内很少会出现缺钙，牢记 2 周后每天补充维生素 D，定期带宝宝去查体就好啦！

27

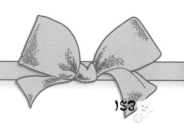

宝宝出生第 28 天

阶段性胜利

今天是宝宝新生儿期的最后一天，这意味着最艰难的日子熬过去啦！爸爸妈妈激动不？快点给宝宝称一称、量一量，验收一下你们的呵护成果吧！

正常足月宝宝生后第一个月体重会增加 1 ~ 1.5kg，身长增加 4 ~ 5cm，头围增加 2 ~ 3cm。宝宝的各项指标在以下范围内均属正常。

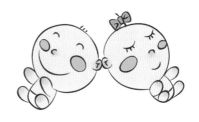

男宝	女宝
身长：54.6 ~ 59.2cm	身长：53.9 ~ 58.3cm
体重：4.47 ~ 5.73kg	体重：4.24 ~ 5.38kg
头围：36.8 ~ 39.4cm	头围：36.2 ~ 38.6cm

宝宝很快就满月了，如果说之前用"看清"来形容宝宝的视力的话，现在可以用"注视"了。是的，宝宝可以长时间有意识地盯着东西看，并且尝试做出一些反应。妈妈们可以在婴儿床的床头悬挂床铃，缓慢旋转的过程能够有效刺激宝宝视力的发育。宝宝辨别图案的能力也增强了，他现在喜欢看黑白色或对比强烈的图案。

这时宝宝的听觉已发育完全，当爸爸妈妈跟他说话时，他会转头寻找爸爸妈妈。而且，宝宝的听力很好，稍大分贝的声音可能会吓宝宝一跳。

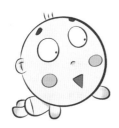

宝宝的肌肉也在飞速发育，他现在可以更好地控制头部动作。俯卧时，他能稍抬起头，并将头转向一侧，此时，他对自己的小拳头特别感兴趣，能将手举到自己视线范围内，还能将手送到嘴边。

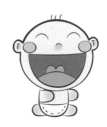

这时的宝宝已经会笑，你稍微逗一逗他，他就会对你展露笑容。这种互动能让宝宝慢慢建立起自信，也能让爸爸妈妈体会到养娃的幸福。

过去的这一个月，是大家转换到爸妈角色的第一个月，手忙脚乱再正常不过。过去的这一个月，是宝贝来到这个陌生世界的第一个月，恐慌不适可想而知。但是，我们相遇了，从此成为最亲密的人，这是多么神奇、多么美好的一件事！加油，宝爸宝妈！因为有爱，小南相信，你一定会是最棒的的爸爸 / 妈妈！

小南花了十二分的力气作成此书，除了小南自己的临床经验和育儿经验，小南还参考了威廉·西尔斯等著《西尔斯亲密育儿百科》、斯蒂文·谢尔弗主编《美国儿科学会育儿百科》、刘湘云等主编《儿童保健学》、松田道雄著《育儿百科》等书，在此一并致谢！

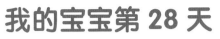

我的宝宝第 28 天

28

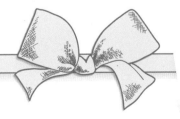